MEAL PREP
LOW CARB

Leckere Low Carb Mahlzeiten vorbereiten

BIANCA SCHNEIDER

IMPRESSUM

Bianca Schnell, c/o BJ-Autorenservice, Bianca Jantzen, Gildehauser Weg 140a, 48529 Nordhorn

ISBN-13: 978-1982075460
ISBN 10: 1982075465

Bildnachweis:

Cover:
Depositphotos.com:
© Fahrwasser, © bhofack2, © sarsmis, Diana Ruchser, www.schwarzgrueneszebra.de

Textteil:
Fotolia.com: © Cheberkus, © Syda Productions, © crazypixels20, © caymia, © Prostock-studio,
Depositphotos.com: © bhofack2, © 8vfanDP,

Rezeptteil:
Depositphotos.com: © mukhin, © dar19.30, © kseniavski.mail.ru, © belchonock, © zoryanchik, © asimojet, © allouphoto, © gresey, © yekophotostudio, © resnick_joshua1, © uroszunic, © FineShine, © studioM, © marcomayer, © iko, © lenyvavsha, © NoirChocolate, © skylinefree, © LAMeeks, © sarsmis, © manera, © tjakusz26, © timolina, © sarsmis, © shtukicrew, © starylyss, © fahrwasser, © DJfoodstyling, © Rawlik, © nata_vkusidey, © vision.si, © rohitseth, © f8grapher, © Kate_Smirnova, © Gorobina, © NoirChocolate, © chudo2307, © Xalanx, © fahrwasser, © LAMeeks, © Odelinde,

Krautsalat, Ofengemüse mit Hähnchen, Meal Prep Komibi-Beispiele und Lunchboxen gesamt: Rezepte und Bilder: Diana Ruchser, www.schwarzgrueneszebra.de

INHALT

MEAL PREP IM RAHMEN DER LOW CARB ERNÄHRUNG

Immer beliebter wird der Begriff „Meal Prep". Der aus dem englischen stammende Begriff bedeutet eigentlich nur, die Mahlzeiten vorzubereiten.

Das Meal Prep Konzept gewinnt nicht ohne Grund immer mehr Anhänger. Das Essen in Boxen und Dosen zur Arbeit, zur Uni oder in den Zug mitzunehmen ist heute eine beliebte Option, um unterwegs gesund zu essen. Wir wissen damit genau, welche Nährstoffe in unserem Essen stecken und können so Zusatzstoffe, Geschmacksverstärker usw. aus unserer Ernährung ausklammern.

Gerade bei der Low Carb Ernährung ist die Verpflegung unterwegs nicht ganz einfach. Je nach Region gibt es außer Salaten oder einem Stück Fleisch kaum Alternativen.

Daher macht es gerade bei der Low Carb Ernährung Sinn, sich auf Meal Prep zu konzentrieren. Im Folgenden finden Sie viele Anregungen und Tipps für die gesunde, schnelle und einfache Zusammenstellung von Low Carb Rezepten. Darüber hinaus sind auch die Lagerung, die passenden Aufbewahrungsbehälter sowie die optimale Planung bei diesem Konzept wichtig. Einige besonders schnell zusammengestellte Notfall-Snackboxen helfen dabei, auch bei sehr wenig Zeit die Low Carb Ernährung beizubehalten und nicht zu hungern.

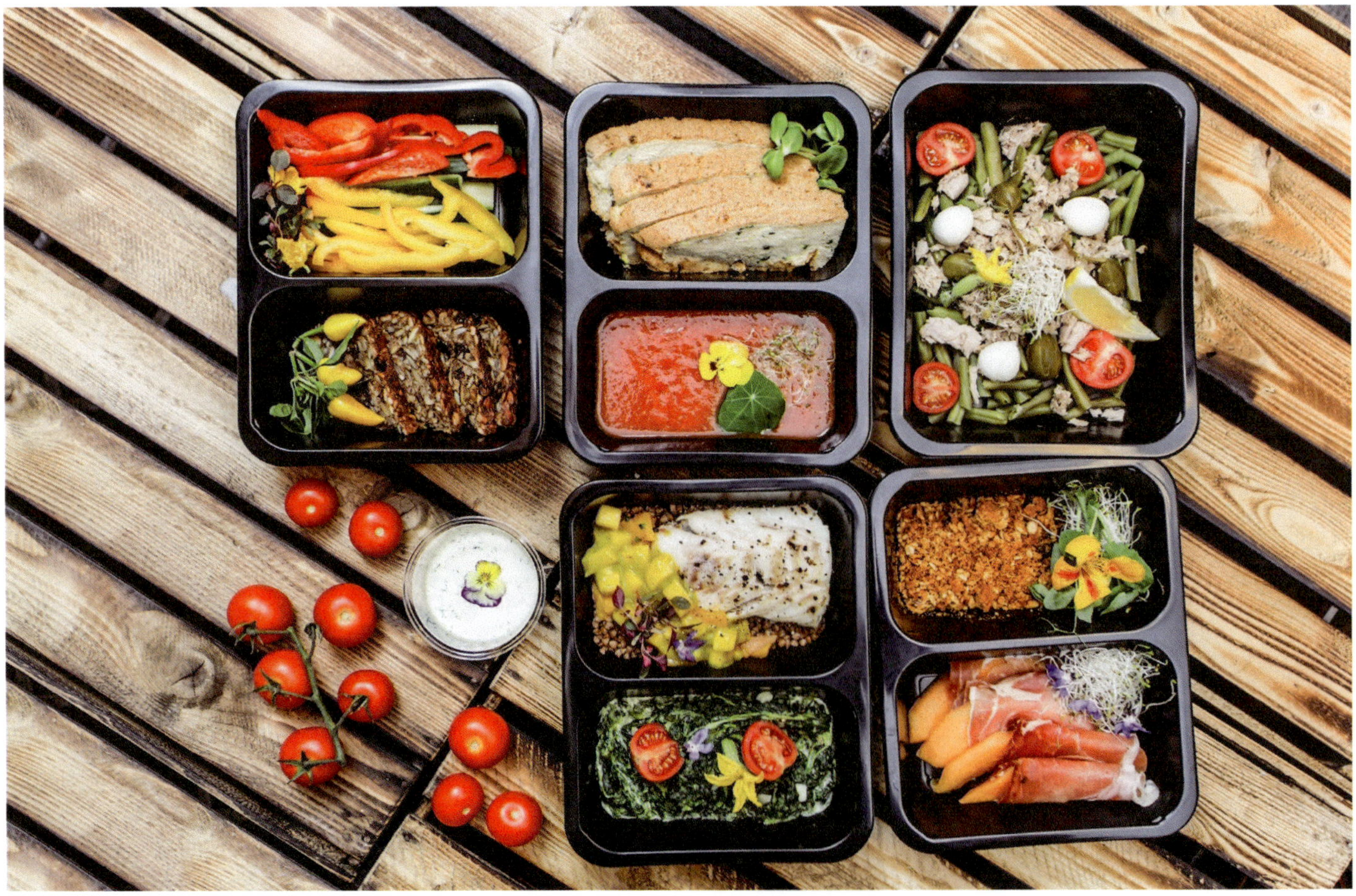

WAS VERSTEHT MAN UNTER MEAL PREP?

Das Prinzip von Meal Prep ist schnell erklärt. Es handelt sich um die optimale Planung und Zubereitung von gesunden Mahlzeiten und Snacks für die Woche, ein paar Tage, über den Tag hinweg z.B. für unterwegs zu Arbeit oder Uni. Durch die passende Planung der Mahlzeiten steht im Alltag wieder mehr Zeit für andere, schönere Dinge zur Verfügung. Darüber hinaus handelt es sich um einen wirklich einfachen Weg, um einen Überblick über die Mahlzeiten und die Inhaltsstoffe des Essens zu haben. Auf diese Weise kann man nicht nur sein Gewicht kontrollieren, sondern man lebt generell gesünder und versorgt seinen Körper mit allem, was zum Leben wichtig ist. Letztendlich ist Meal Prep natürlich für jede Ernährungsform machbar. Ganz egal ob es sich um die normale, ausgewogene Ernährung, um Low Carb, vegane oder vegetarische Mahlzeiten oder um Rohkost handelt. An dieser Stelle legen wir unseren Schwerpunkt aber ganz gezielt auf Low Carb, um diese Lebensweise schneller und einfacher in der Umsetzung zu machen.

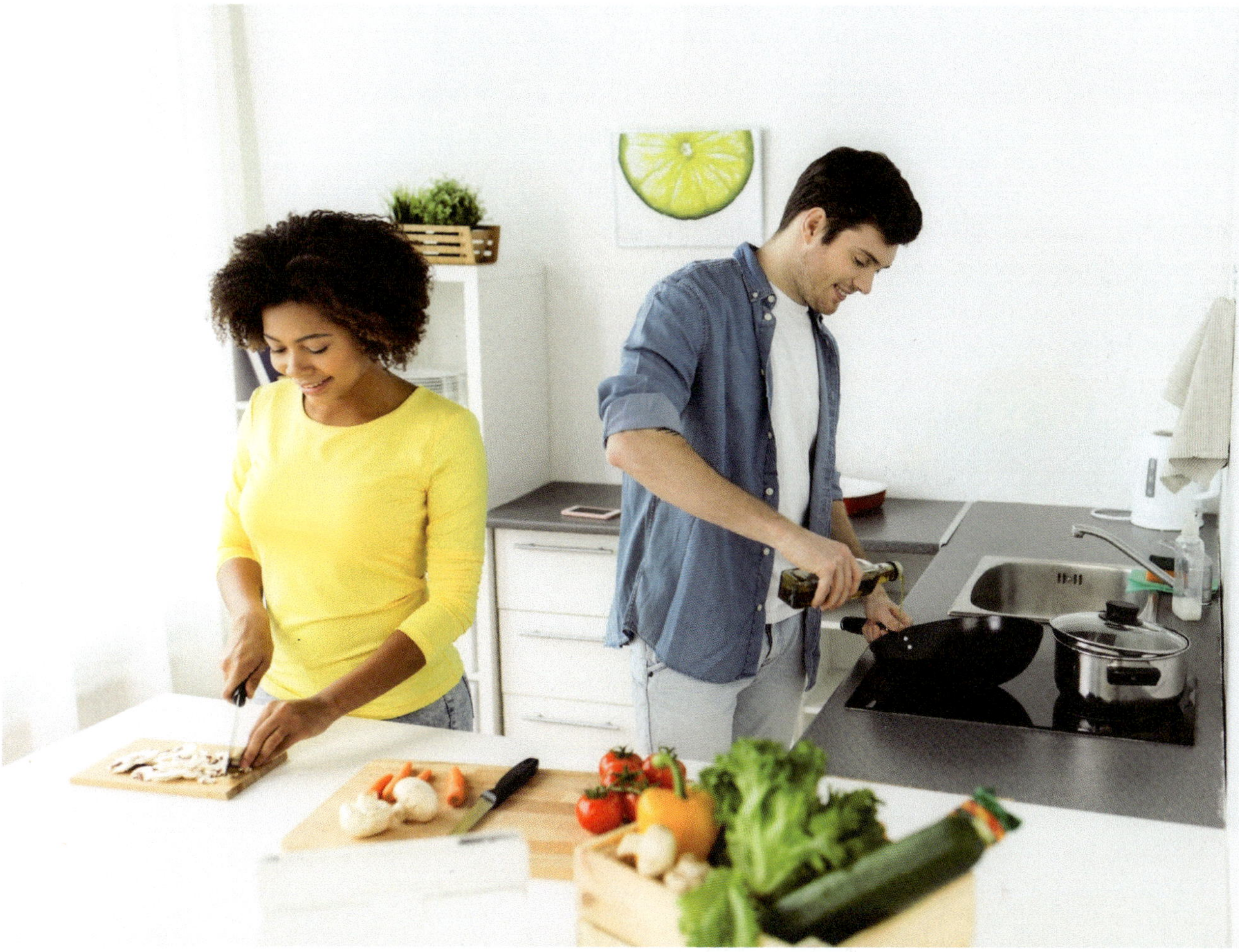

Meal Prep wird in manchen Fällen als ein regelrechter Trend bezeichnet, der von Food-Bloggern unterstützt wird. Dabei ist das nicht so ganz richtig. Schließlich setzen vor allem Sportler schon seit längerer Zeit auf eine akribische Planung der Mahlzeiten zur Versorgung des Körpers mit allen notwendigen Vitaminen und Nährstoffen. Nur durch den optimalen Nährstoffmix können Sportler beim Training wirklich gute Erfolge erzielen. Es geht also nicht direkt um eine Diät oder um das reine Vermeiden von Fast Food. Meal Prep ist vielleicht eine modische Bezeichnung für ein längst bekanntes Konzept, welches erst jetzt wieder richtig in das Bewusstsein aufgenommen wird. Vielleicht haben Sie schon einmal den Begriff Bento gehört? Dieser aus Japan stammende Begriff bezeichnet keine Mahlzeit, sondern eine Lunchbox mit verschiedenen, frischen Speisen für die Arbeit. Diese Tradition gibt es in Japan schon seit dem 5. Jahrhundert – keine wirklich neue Erfindung also. Heute stehen verschiedene Aspekte beim Meal Prep im Vordergrund.

Die mitgenommenen Speisen sollen natürlich dem eigenen Geschmack entsprechen. Ungeliebte Mahlzeiten gehören damit der Vergangenheit an. Doch darüber hinaus erfüllen die vorbereiteten Mahlzeiten noch weitere Aspekte. Die Snacks und Mahlzeiten können hinsichtlich der Portionsgröße und der Kalorien genau geplant werden. Für jede Ernährungsform gibt es genau wie für Allergiker passende Snacks zum Mitnehmen. Wichtige Aspekte bei unseren Meal Prep Rezepten sind darüber hinaus die Zeit sowie die Kosten. Mit einer guten Planung und der Vermeidung von Einkäufen in der letzten Minute werden die Mahlzeiten deutlich günstiger. Durch den Einkauf genau der für die Mahlzeiten benötigten Lebensmittel wird zusätzlich weniger weggeworfen. Das ständige, unkontrollierte Essen von nicht gerade gesunden Snacks zwischendurch entfällt ebenfalls. Gesünder, günstiger und insgesamt schneller zubereitet. Genau das sind die Gründe, die für eine intelligente Planung der Mahlzeiten sprechen.

Die Vorteile von Meal Prep in Kürze

- Gesünder Essen und immer einen passenden Snack zur Hand haben, wenn der Hunger kommt
- Genaue Kontrolle der Portionen und Nährwerte ohne großen Aufwand
- Deutliche Zeitersparnis durch die Zubereitung direkt mehrerer Portionen in einem Schritt
- Spart Geld dank guter Planung der Mahlzeiten und der Vermeidung von Einkäufen in letzter Minute
- Verringert die Menge der Lebensmittel, die weggeworfen werden. Bei einer guten Planung verderben in Zukunft keine Mahlzeiten mehr.

DIE WICHTIGSTEN GRUNDREGELN FÜR MEAL PREP

Damit Meal Prep richtig funktioniert, sind einige Grundregeln wichtig. Dazu gehören in jedem Fall die Auswahl der passenden Behälter zur Aufbewahrung genau wie die richtige Lagerung. Je nach Mahlzeit oder Snackbox haben die vorbereiteten Mahlzeiten eine unterschiedliche Haltbarkeit. Einige benötigen nur den Kühlschrank, andere hingegen müssen schon recht schnell eingefroren werden. Es besteht natürlich die Möglichkeit, einzelne Mahlzeiten vorzubereiten oder alle Mahlzeiten für den ganzen Tag inklusive Snacks. Das hängt letztendlich von den jeweiligen Ansprüchen sowie vom Tagesablauf ab. Insgesamt spart es viel Zeit, wenn alle Mahlzeiten vorbereitet werden. Es kann aber auch nur das Frühstück, nur das Mittagessen oder nur das Abendessen für die Woche vorbereitet werden. Oder sind es vielleicht die Snacks zwischendurch, die Schwierigkeiten bereiten? Sie haben es selbst in der Hand, welche und wie viele Mahlzeiten Sie bei der Low Carb Ernährung vorbereiten. Ein langsames Herantasten an das Konzept des Meal Preppings macht Sinn und erspart Ihnen, dass Sie sich überfordert fühlen.

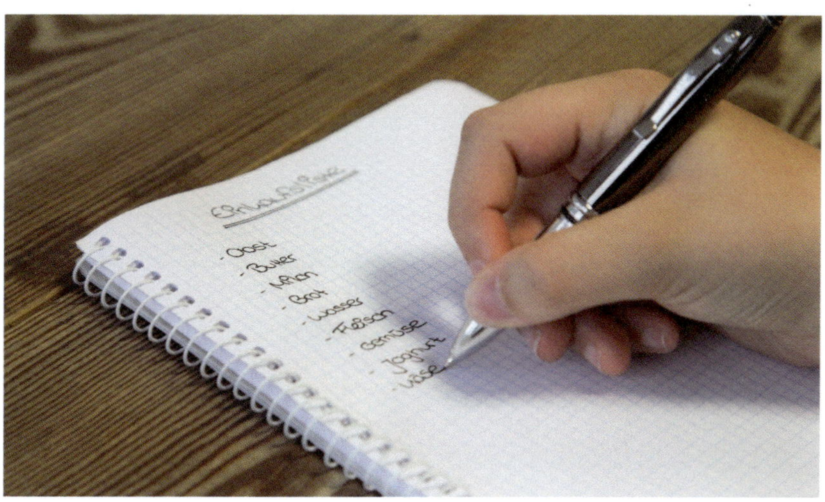

Als Erstes sollten Sie einen speziellen Tag zum **Meal Prep-Tag** erklären. Dadurch wird die Planung einfacher und der Tag wird auch wirklich eingehalten. Dieser muss natürlich auch in den persönlichen Tagesablauf passen. Dabei handelt es sich bei vielen um das Wochenende, beispielsweise um den Samstag oder Sonntag. Natürlich sind auch andere Tage oder ein Nachmittag denkbar. Damit es mit der Vorbereitung klappt, ist die Auswahl von einem weniger stressigen Tag wichtig. Dann macht Meal Prep wirklich Spaß und kann auch gemeinsam mit dem Partner, den Mitbewohnern oder den Kindern durchgeführt werden. **Klein anfangen** ist übrigens auch sehr hilfreich. Starten Sie nicht direkt mit allen Mahlzeiten einer Woche, sondern erstmal nur z.B. mit einer Mahlzeit pro Tag. Die Erstellung einer **durchdachten Einkaufsliste** gehört ebenfalls zum Meal Prep Konzept mit dazu. Interessant ist auch die Auswahl von heimischem Obst und Gemüse, welches gerade Saison hat. So lassen sich die Mahlzeiten noch frischer und gesünder gestalten. Der Geschmack überzeugt dann ebenfalls noch mehr als wenn es sich ausschließlich um weitgereiste Produkte handelt. Letztendlich ist eine **gute, gezielte Planung** der wichtigste Aspekt beim Meal Prep.

▶ **Am Ende des Buches finden Sie Empfehlungen z.B. für eine Wochenplan-Vorlage und empfehlenswerte Aufbewahrungsbehälter.**

PASSENDE BEHÄLTER FÜR DAS MEAL PREP KONZEPT FINDEN

Ohne Schwierigkeiten können auch ausgespülte Eisbehälter zum Mitnehmen der Mahlzeiten genutzt werden. Praktischer und auch auslaufsicher sind aber spezielle Plastikbehälter oder Gläser, die sich sehr gut verschließen lassen. Im besten Fall werden gut stapelbare, robuste und sogar für die Mikrowelle geeignete Gefäße verwendet. Das macht die Aufbewahrung sowie den Transport wirklich einfacher. Heute gibt es in entsprechenden Geschäften spezielle Boxen mit verschiedenen Fächern, in denen die einzelnen Lebensmittel bis zum Verzehr bleiben. Gerade für Salate sind solche Boxen mit einem speziellen Behälter für das Dressing sehr interessant. Dadurch ist das Essen beim Verzehr noch frischer und wird nicht wässrig. Wichtig ist bei einem Salat aber, dass die einzelnen Zutaten wirklich erst direkt vor dem Verzehr zusammengemischt werden.

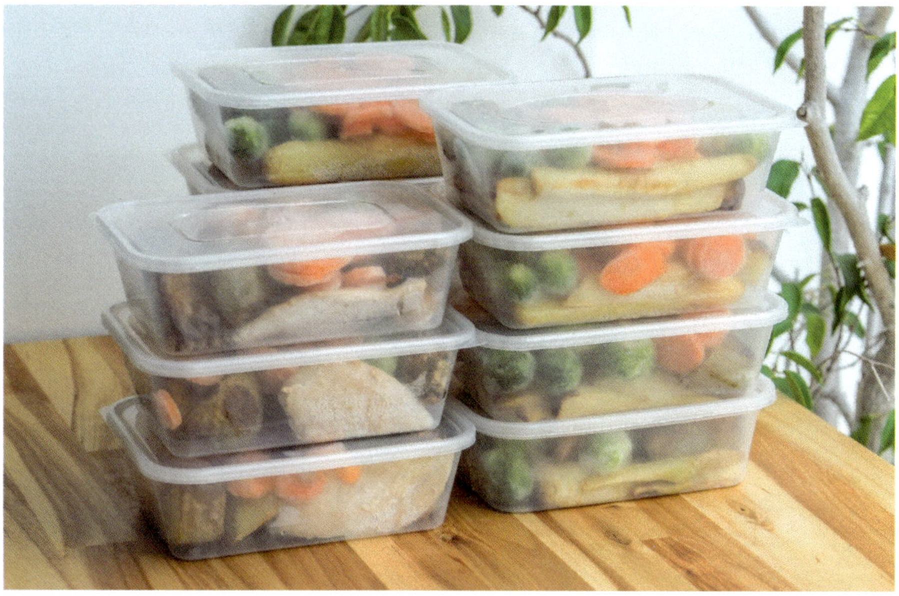

Eine tolle Lösung zum Mitnehmen sind übrigens auch Muffinförmchen aus Silikon. Diese eignen sich für die Zubereitung von einer Vielzahl an leckeren Low Carb Mahlzeiten und können nach dem Abkühlen einfach überallhin mitgenommen werden. Die leeren Förmchen nehmen nach dem Essen auch nicht so viel Platz weg wie große Behälter aus Plastik. Spezielle Boxen sowie Plastikbehälter zum Zusammenfalten, die durch Silikonbereiche auslaufsicher sind, gehören schon zum Equipment der Profis. Anfänger können daher ruhig zum ersten Austesten mit verschließbaren Glasbehältern sowie mit den ausgespülten Eisbechern beginnen. Mit passenden Aufbewahrungsbehältern wird es aber deutlich einfacher, sich dem Meal Prepping richtig zu widmen.

TIPPS ZUR AUFBEWAHRUNG DER MAHLZEITEN

Letztendlich geht es beim Meal Prep nicht nur um die praktische und schnellere Zubereitung der Mahlzeiten, sondern auch um den positiven Aspekt für die Gesundheit. Damit die vorbereiteten Mahlzeiten auch wirklich gesund sind, ist es wichtig, diese richtig aufzubewahren. Nach der Zubereitung müssen alle Speisen erst einmal komplett vor dem weiteren Verstauen auskühlen. Im Anschluss sollte keine vorbereitete Mahlzeit zu lange draußen im Warmen stehen bleiben. Nach dem Auskühlen gehören die Mahlzeiten daher in den Kühlschrank oder ins Gefrierfach, je nachdem um welches Gericht für welchen Tag es sich handelt. Auf diese Weise werden Krankheitserreger erfolgreich verhindert und Schimmel hat ebenfalls keine Möglichkeit, sich auf den Speisen anzusammeln. Als Grundregel gilt übrigens für gekochte, gebratene und im Normalfall auch gebackene Speisen, dass sich diese etwa **drei bis vier Tage** im heimischen Kühlschrank lagern lassen. **Als Ausnahme gilt Fisch**, der deutlich schneller verzehrt werden muss. Alles, was länger als rund drei Tage aufbewahrt werden soll, ist besser im gefrorenen Zustand im Gefrierfach aufgehoben. Zum Einfrieren eignen sich vor allem gekochte oder gebackene Speisen.

Ideal zum Einfrieren sind unter anderem Eintöpfe, Aufläufe, Brote, Speisen mit Reis, gekochte Gemüsesorten sowie Obstsorten. Gerade Milchprodukte sowie Früchte und Gemüse mit einem sehr hohen Wasseranteil lassen sich nicht ganz so gut einfrieren. Am besten ist es übrigens, die Mahlzeiten direkt in der gewünschten Portionsgröße einzufrieren. Dadurch ist das spätere Auftauen in der richtigen Portion möglich. Eine gute Beschriftung aller vorbereiteten Mahlzeiten macht immer Sinn, egal ob im Kühlschrank oder im Gefrierfach. Zur Zubereitung von frischen Smoothies für unterwegs eignen sich nahezu alle gefrorenen Obstsorten genau wie Gemüsesorten. Ein Beispiel für einen lange haltbaren Snack, der ideal in die Low Carb-Ernährung passt, sind z.B. gekochte Eier. Diese können im Kühlschrank durchaus für eine bis zwei Wochen aufbewahrt werden und sind damit auch außerhalb von Ostern ideale Notfallsnacks. Übrigens bedeutet Meal Prep nicht, dass fünf Tage lang das gleiche Mittag- oder Abendessen verzehrt wird. Durch eine gute Planung sowie die passende Aufbewahrung ist hier sehr viel Abwechslung möglich.

Mahlzeiten perfekt für eine lange Haltbarkeit schichten

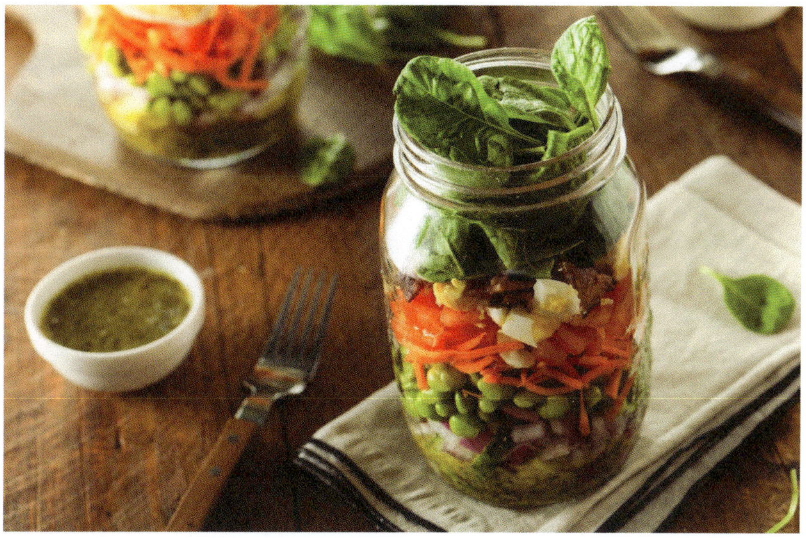

Vor allem bei der Verarbeitung von frischem Obst und Gemüse sind einige Regeln zu beachten, damit die einzelnen Bestandteile nicht matschig werden. Dafür kommt es in einem Behälter wie in einem Glas vor allem auf das Schichten der einzelnen Zutaten an. Ganz nach unten kommen immer die Bestandteile, die keine Flüssigkeit abgeben und dann folgen solche, die wenig Flüssigkeit abgeben. Zu den Letzteren gehören unter anderem Hülsenfrüchte wie Bohnen. Ganz nach oben kommen dann immer die ganz frischen Zutaten wie Obst, der Salat oder Gemüse wie Tomaten oder Paprika. Der Fantasie sind bei der genauen Zusammenstellung eigentlich gar keine Grenzen gesetzt. Vielmehr können Sie sich an folgenden Rezepten orientieren oder eigene Lieblingsgerichte mitnehmen. Viele altbekannte Rezepte können übrigens ohne große Probleme zum Low Carb-Gericht gemacht und im Rahmen des Meal Preppings mitgenommen werden. Anregungen sorgen immer für erste, leckere Snackboxen. Diese werden dann im Laufe der Zeit ganz genau an den persönlichen Geschmack angepasst.

WAS IST LOW CARB?

Bei der Low Carb Ernährung achtet man auf eine geringere Kohlenhydratmenge in der täglichen Nahrung. Dafür isst man mehr Protein und mehr Fett. Anders gesagt: Keine Pasta, Reis, Brot und Weißmehl und dafür mehr Fisch, Fleisch, Gemüse, Eier und Nüsse. Die Low Carb Ernährung sorgt für einen niedrigeren Insulinspiegel sowie als Folge davon für weniger Heißhunger auf süße oder fettige Lebensmittel. Darüber hinaus werden überschüssige Kohlenhydrate genau wie Zucker im Körper gespeichert und in den Fettdepots eingelagert. Sehr viele Kohlenhydrate sorgen also für ein höheres Gewicht, Heißhunger und einen stark schwankenden Insulinspiegel. Low Carb sorgt langfristig gesehen für ein niedrigeres Gewicht ohne zu Hungern. Ein akribisches Kalorienzählen ist bei diesem Konzept jedenfalls nicht erforderlich. Viel Gemüse, Milchprodukte und Eier sowie Fisch und Fleisch in Maßen sind darüber hinaus auch sehr gesund. Die Prozesse im Körper stellen sich bei der Low Carb Ernährung nach und nach um. Manchmal wird es von Einsteigern am Anfang als schwierig empfunden, unterwegs passende Snacks und Mahlzeiten zu finden. Gerade bei der Low Carb Ernährung macht es daher besonders viel Sinn, zuhause passende Mahlzeiten vorzubereiten und so unterwegs gesund und lecker zu essen.

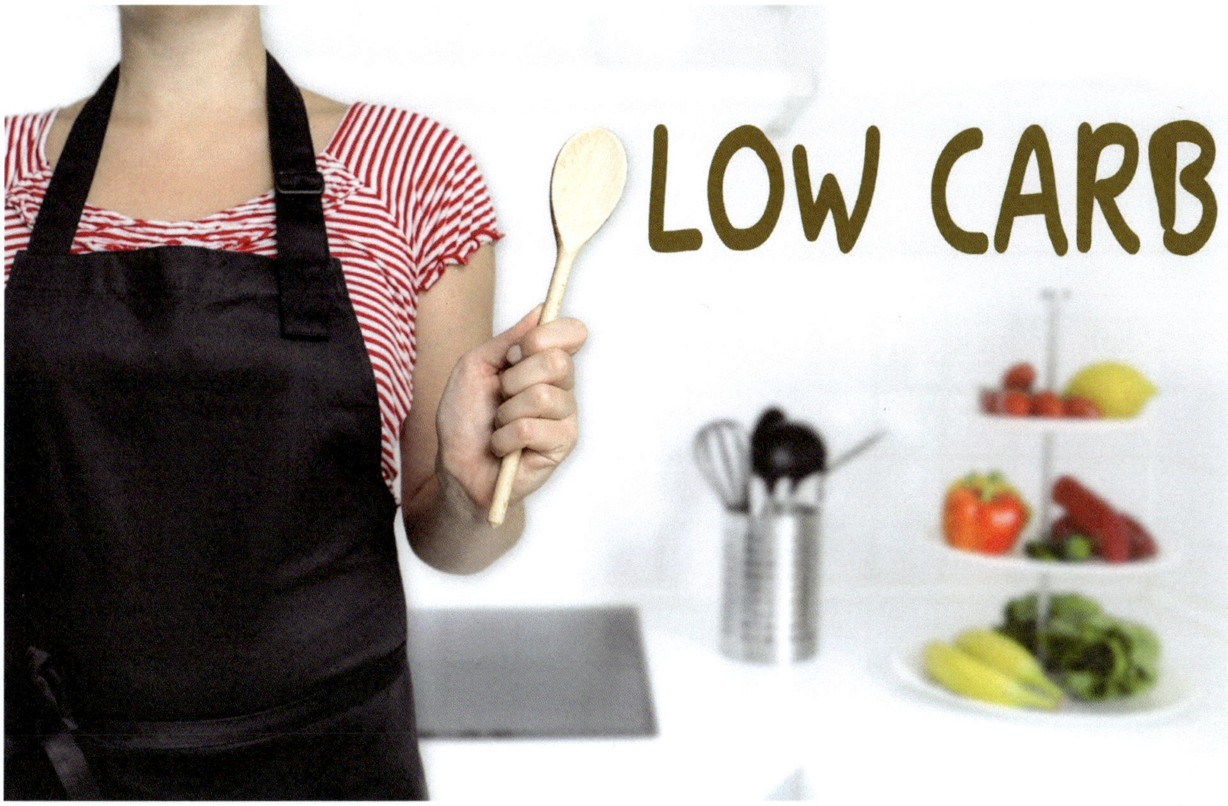

Low Carb unterwegs lecker umsetzen

Im Rahmen der Low Carb Ernährung sind viele der klassischen Snacks und Mahlzeiten, die es unterwegs gibt Tabu und passen absolut nicht in den Plan. Beispiele dafür sind alle süßen und fettigen Backwaren vom Bäcker genau wie Pizza, Nudeln vom Italiener oder Hamburger, Pommes und Ähnliches. Abgesehen davon sind diese

Snacks auch extrem ungesund und sollten sowieso möglichst vermieden werden. Nicht immer gibt es unterwegs passende Alternativen. Selbst Nüsse, hartgekochte Eier oder Gemüsesticks mit Quark sind bei weitem nicht überall verfügbar. Daher geht der Trend immer stärker hin zum zubereiteten Essen, welches dann einfach mitgenommen wird.

Viele Mahlzeiten oder Snacks lassen sich ohne Probleme für einen Zeitraum von mehreren Tagen vorbereiten. Dadurch wird die anfallende Arbeit in der Küche deutlich reduziert und auch an eher stressigen Tagen ist eine Mahlzeit für den nächsten Tag vorhanden. Nicht nur für Anfänger von Low Carb macht das Konzept vom Meal Prep daher viel Sinn. Diese Ernährungsform ist mit ein wenig Planung und gut vorbereiteten Mahlzeiten wirklich deutlich einfacher umzusetzen. Der große Hunger nach der Arbeit oder nach dem Sport führt durch diese Vorbereitung dann nicht zu unkontrolliertem Essen. Vielmehr können die vorbereiteten Snackboxen oder ganze Mahlzeiten ausgepackt werden.

Ideale Rezepte für Meal Prep bei der Low Carb Ernährung

Es gibt eine ganze Reihe von interessanten Alternativen für Klassiker, die sonst als ideal für unterwegs bezeichnet werden. Salate mit Nudeln und Reis beispielsweise sind im Rahmen von Meal Prep sehr beliebt. Bei der Low Carb Ernährung sollte man die richtigen Alternativen für diese Lebensmittel kennen. Haben Sie zum Beispiel schon einmal Blumenkohlreis probiert? Oder Nudeln aus Zucchini und aus Möhren? Die sogenannten Zoodles sind auch außerhalb der reinen Low Carb Ernährung sehr beliebt geworden. Diese Optionen sind nur einige Ideen für Grundlagen von leckeren und gesunden Mahlzeiten für unterwegs. Denn Blumenkohlreis kann bei weitem nicht nur in der heimischen Küche verzehrt werden. Wie wäre es mit Low-Carb-Muffins zum Mitnehmen, Overnight Oats mit Beeren zum Frühstück im Büro oder einem leckeren Salat voller Gemüse und Proteine.

Tipps für schnelle Low Carb Snackboxen

- Nüsse jeder Art
- Hartgekochte Eier
- Gemüsesticks aus Karotten, Gurke oder Paprika
- Cocktailtomaten
- Selleriesticks oder andere Gemüsesticks mit Nussmus
- Quarkdip mit frischen Kräutern
- Beeren wie Himbeeren mit Quark
- Das übriggebliebene Gemüse des letzten Abendessens
- Käsewürfel oder Käsesticks
- Oliven
- Avocado in Stücken oder einfach zum Löffeln
- Chips aus Gemüse
- Salate in speziellen Boxen mit Putenbrust, Thunfisch oder Oliven

Praxis-Tipps

Beim Meal Prepping liegt das Augenmerk vor allem auf der Zubereitung. Ein Meal Prep-Tag kann sich in der ersten Zeit durchaus als schwierig erweisen. Deshalb ist es besonders wichtig, während der Vorbereitung nicht den Überblick zu verlieren. Man sollte die Mahlzeiten 1 – 2 Mal pro Woche vorbereiten. Für den Anfang reicht es, die Planung für eine Woche in Angriff zu nehmen. Sie können sich einen täglichen **Mahlzeiten-Plan** zusammenstellen, mit dem Sie nicht nur Zeit sparen, da Sie sich nicht mehr mit der Wahl der Mahlzeiten beschäftigen müssen, sondern mit dem Sie sich zusätzlich auch einen hilfreichen Überblick über die Nährstoffe verschaffen, die Sie täglich zu sich nehmen.

Planen Sie nicht nur genau, welche Mahlzeiten Sie vorbereiten möchten, sondern überlegen Sie sich auch **welche Geräte** für die Zubereitung benötigt werden.

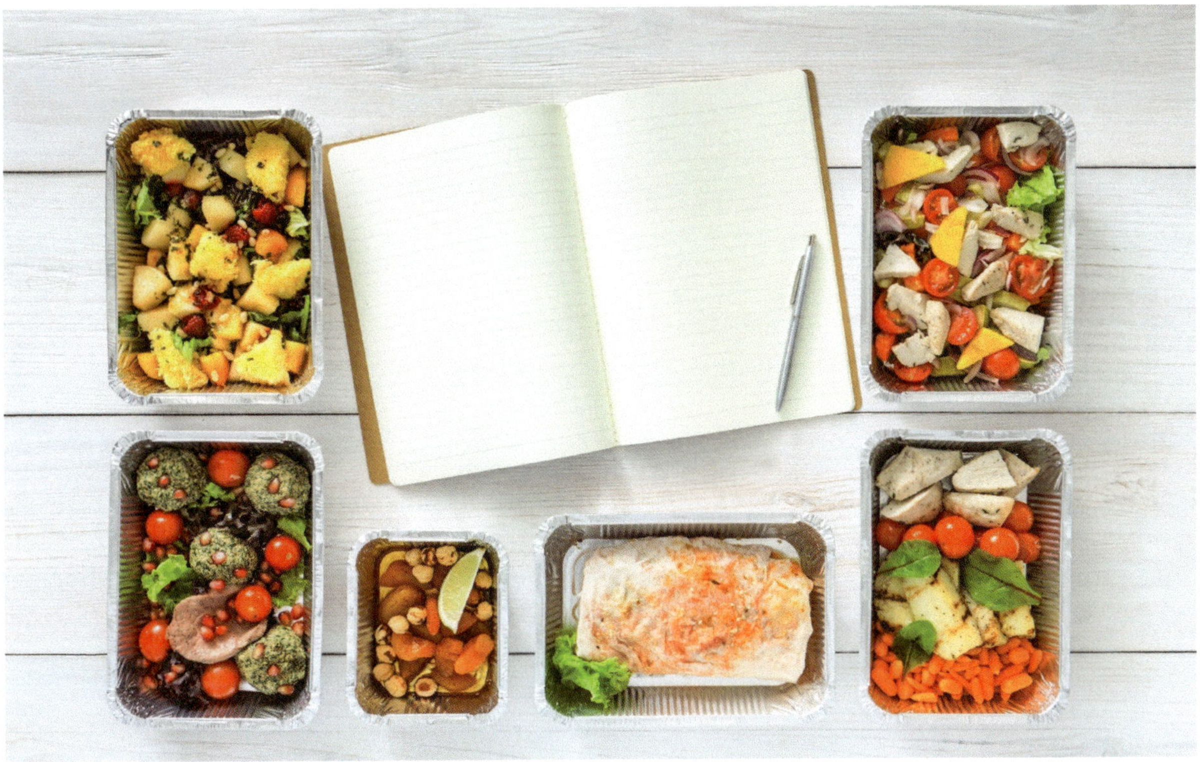

Zeit können Sie auch sparen, indem Sie bestimmte Lebensmittel schon einige Zeit vorher vorbereiten. So sparen Sie sich einen großen Aufwand, der normalerweise mit dem Schneiden und Schälen von unterschiedlichen Lebensmitteln einhergeht. Haben Sie die Lebensmittel geschält und geschnippelt, können Sie diese anschließend in geeigneten Boxen einfrieren. Sind Paprika, Zucchini & Co. erst einmal verarbeitet, sparen Sie wiederum eine Menge Zeit beim Meal Prep!

Um bei Meal Prep die wichtige Nährstoffaufnahme nicht außer Acht zu lassen, sollten Sie Ihre Mahlzeiten clever kombinieren. Mit einer schlauen Kombination gelingt es Ihnen, Ihrem Körper alle wichtigen Nährstoffe zuzuführen. Konzentrieren Sie sich bei den Mahlzeiten auf einen Hauptbestandteil. Dieser kann zum Beispiel ein proteinreiches Lebensmittel in Form von Hühnchen oder Pute sein. Diese proteinreichen Lebensmittel können mit verschiedenem Gemüse, mit diversen Saucen und anderweitigen Zutaten kombiniert werden. Das proteinreiche Lebensmittel ist zwar der Hauptbestandteil der Mahlzeiten, kann aber so gestaltet werden, dass das Fleisch in den Hintergrund rückt und Sie Ihrer Fantasie bei den Beilagen freien Lauf lassen. Damit vermeiden Sie auch, dass bei den Mahlzeiten nach kurzer Zeit die Langeweile eintritt.

Diese Lebensmittel können beim Meal Prep sehr gut kombiniert werden:

Proteine	Gemüse
• Lachs	• Gurke
• Pute	• Cocktailtomaten
• Hähnchen	• Petersilie
• Shrimps	• Karotten
• Kichererbsen	• Süßkartoffeln
• Feta	• Spargel
• Eier	• Avocado
• Nüsse (frisch und ungeröstet)	• Zwiebel
• Joghurt	• Blumenkohl
• Quark	• Paprika

Haben Sie Ihre Mahlzeiten zubereitet, können Sie diese in passenden Behältern aufbewahren. Dafür eignen sich nicht nur die klassischen Tupper-Dosen, sondern ebenfalls auch Glasbehälter.

Vor allem den „Neulingen" passieren in der ersten Zeit, in der sie ihre Mahlzeiten vorbereiten, gewisse Fehler. Das kann manchmal keinen wirklich großen Nachteil mit sich ziehen, außer dass die zubereitete Mahlzeit etwas wässerig, aufgrund der falschen Lagerung, geworden ist. Manchmal aber können auch einige Fehlerhandlungen dazu führen, dass die Gesundheit gefährdet wird. Bereiten Sie z.B. das Fleisch falsch zu und wird es dadurch nicht richtig durchgegart, können sich schnell ungesunde Bakterien entwickeln, die Ihre Gesundheit gefährden. Zusammengefasst finden Sie unten einige Fehler aufgelistet, welche man vermeiden sollte:

- Fleisch wird falsch gegart
- Lebensmittel werden zu früh eingekauft
- zu komplizierte Rezepte
- Mahlzeit wird nicht ausreichend gekühlt

Die nachfolgenden Rezepte eignen sich vor allem für Anfänger, die es sich seit kurzer Zeit zur Aufgabe gemacht haben, ihre Mahlzeiten vorzubereiten. Ideal für den Start von Low Carb Meal Prep, aber natürlich auch für Fortgeschrittene geeignet! Auf Sie warten nicht nur leckere Hauptgerichte sondern auch eine tolle Auswahl an Süßspeisen, Snacks, Vorspeisen, Suppen, Frühstücksmahlzeiten, Salat und schnelle Snack- und Lunchbox-Ideen.

REZEPTTEIL

SUPPEN UND SALATE

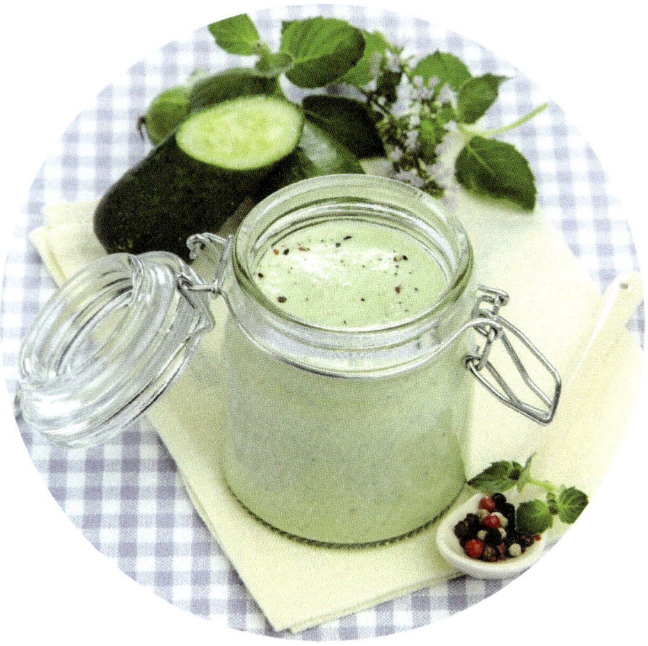

Kalte Gurkensuppe

Für 2 Portionen

Pro Portion: 176 kcal/ 12 g KH/ 6,1 g P / 11 g F/

vegetarisch

Zutaten:

- 2 Gurken
- 1 Zwiebel
- 6 Stiele Dill
- 200 g saure Sahne
- 300 ml Gemüsebrühe
- Saft einer ½ Zitrone
- Salz, Pfeffer

Zubereitung:

1. Gurken waschen, abtrocknen und in kleine Würfel oder Scheiben schneiden.
2. Zwiebel abziehen und klein hacken.
3. Dill waschen und hacken.
4. Alle Zutaten pürieren (evtl. noch ein paar Gurkenwürfel zum Untermischen beiseitelegen), mit Gewürzen abschmecken und mind. 1 Stunde kalt stellen.

Tipp: In Einweckgläser füllen. Im Kühlschrank 2-3 Tage haltbar.

Grüner Salat mit gebackenem Feta

Für 2 Portionen

Pro Portion: 451 kcal/ 5,3 g KH/ 30,7 g P / 33,7 g F/ vegetarisch

Zutaten:

- 250 g Feta
- Pfeffer
- 300 g Blattsalat
- 200 g Champignons
- 2 EL Öl
- 50 g gewürfelter Speck
- ½ TL Xylit oder Süßungsmittel nach Wahl
- 2 EL Essig
- Salz und Pfeffer
- 5 Cocktailtomaten (halbiert)

Zubereitung:

1. Backofen auf 180°C Umluft vorheizen.
2. Feta mit Pfeffer würzen und in gefetteter Auflaufform im Ofen ca. 15 Min. backen.
3. Blattsalat waschen und abtropfen lassen.
4. Champignons putzen und in Scheiben schneiden.
5. 1 EL Öl in einer Pfanne erhitzen, Speck und Champignons anbraten. Danach vollständig abkühlen lassen.
6. Restliches Öl, Süßungsmittel, Essig und Gewürze zu einem Dressing vermischen.
7. Dressing in 2 Einmachgläser füllen.
8. Cocktailtomaten waschen und in Scheiben schneiden.
9. Erst die Tomatenscheiben, danach Feta und dann den Salat auf das Dressing in die Gläser geben.
10. Speck und Champignons darauf verteilen und Gläser schließen.

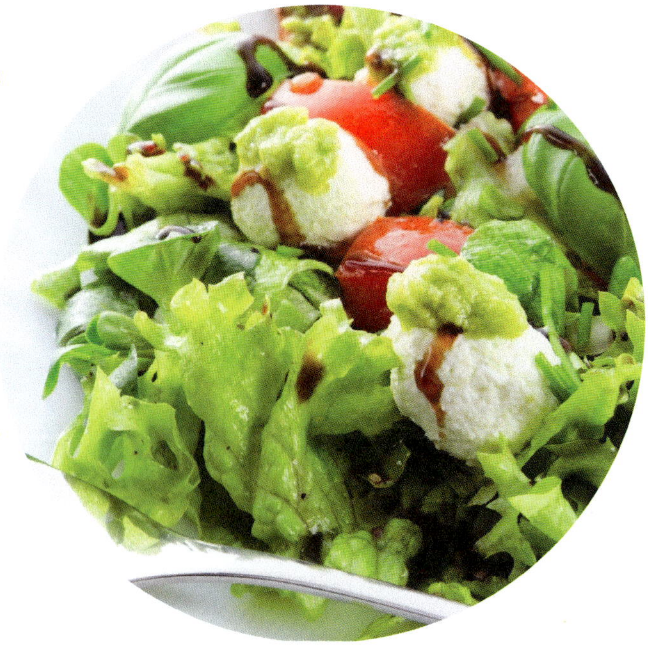

Tipp: Salat einfach schütteln und das Dressing verteilt sich im gesamten Salat. Ich empfehle das Backen einer größeren Menge Feta. Man kann ihn sehr gut mit gedünstetem oder auch einfach nur aufgeschnittenem Gemüse kombinieren

Apfel-Fenchel-Salat

Für 2 Portionen

Pro Portion: 173 kcal/ 19,4 g KH/ 4,3 g P / 9,2 g F/ vegan

Zutaten:

2 Stiele Basilikum
1 Fenchel
2 kleine Äpfel Granny Smith oder 1 Großer
5 Walnüsse
1 TL Senf
Salz und Pfeffer
1 EL Olivenöl
Saft von ½ Limette

Zubereitung:

1. Basilikum waschen und Blätter abzupfen.
2. Fenchel putzen und in dünne Streifen schneiden.
3. Äpfel waschen und fein hobeln.
4. Walnüsse zerkleinern.
5. Aus Limettensaft, Senf, Salz, Pfeffer und Olivenöl ein Dressing mixen und den Apfel-Fenchel-Basilikum Salat damit vermischen. In Einweckgläser füllen und die Walnüsse darüber streuen.

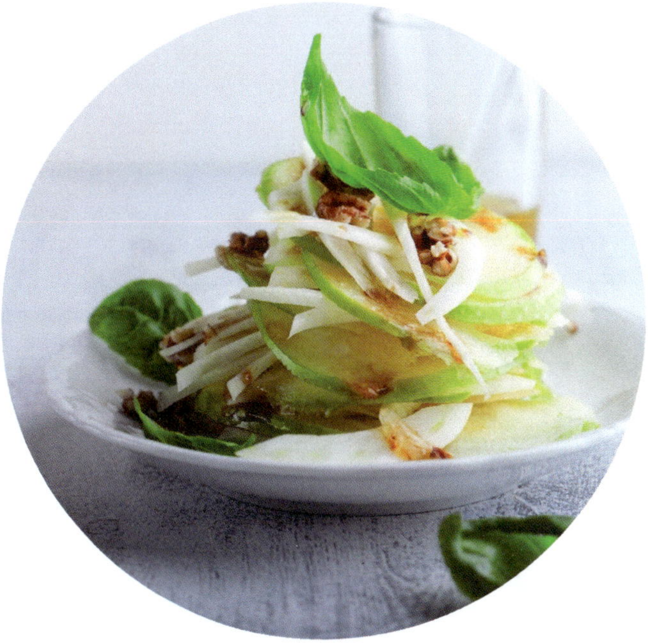

Tipp: Durch den Limettensaft werden die Äpfel nicht gleich braun. Man sollte den Salat aber trotzdem möglichst in der Früh zubereiten und dann im Laufe des Tages essen.
Fenchelreste kann man z.B. als Ofengemüse oder gedünstet in anderen Meal Prep-Mahlzeiten verarbeiten.

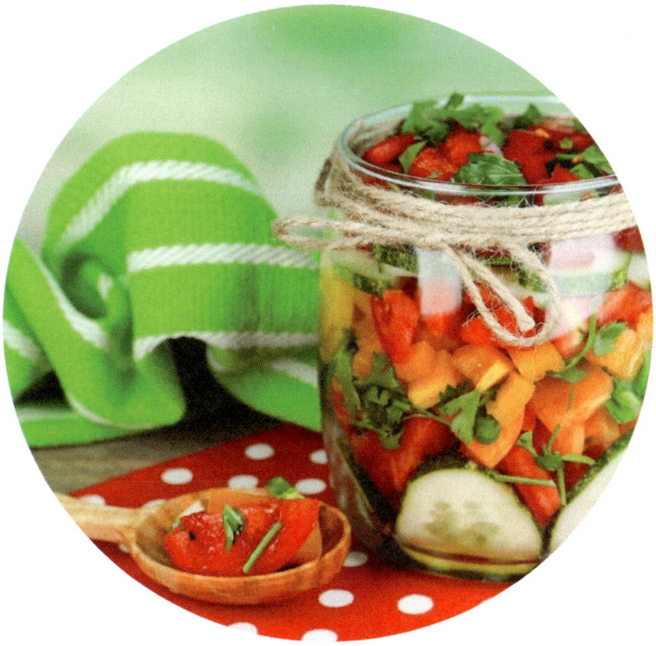

Bunter Tomaten-Gurken-Paprika-Salat

Für 2 Portionen

Pro Portion: 213 kcal/ 12,2 g KH/ 3,4 g P / 14,5 g F/ vegan

Zutaten:

200 g Salatgurke
200 g Tomaten
2 Paprika gelb
1 Zwiebel
1 EL Dill
3 Stängel Petersilie
3 TL Weißweinessig
2 EL Olivenöl
Salz, Pfeffer

Zubereitung:

1. Salatgurke, Tomaten und Paprikaschoten waschen und putzen.
2. Salatgurke in Scheiben, Tomaten und Paprika in mundgerechte Stücke schneiden.
3. Zwiebel abziehen und würfeln.
4. Dill und Petersilie waschen, trocken schütteln und fein hacken.
5. Für das Dressing Weißweinessig, gehackten Dill und Olivenöl verrühren. Mit Salz und Pfeffer abschmecken.
6. Dressing in 2 Gläser verteilen.
7. Das kleingeschnittene Gemüse und die Petersilie jeweils schichtweise einfüllen.

Tipp: Im Kühlschrank lagern und innerhalb von 2 Tagen verzehren.

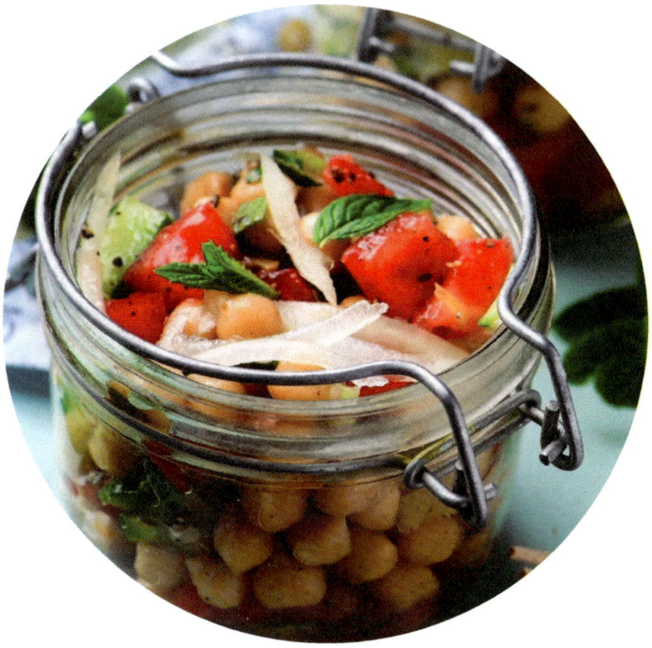

Kichererbsen-Salat

Für 2 Portionen

Pro Portion: 286 kcal/ 28,6 g KH/ 13,1 g P / 10,5 g F/ vegetarisch

Zutaten:

- 2 Stiele Petersilie
- 150 g griechischer Joghurt
- 1 EL Essig
- 1 TL Öl
- Salz, Pfeffer
- 1 Dose Kichererbsen
- 1 Gurke
- 2 Tomaten

Zubereitung:

1. Petersilie waschen und hacken.
2. Joghurt, Essig und Öl mit Salz, Pfeffer und Petersilie vermischen.
3. Kichererbsen abtropfen lassen.
4. Gurke waschen, schälen und klein schneiden.
5. Tomaten waschen und klein schneiden.
6. Kichererbsen, Gurken und Tomaten vermischen und in ein Glas füllen. Das Joghurt-Dressing entweder separat in einen Dressingbehälter geben oder z.B. in Einweckgläser füllen und danach den Salat einschichten.

Tipp: Hält sich im Kühlschrank 2-3 Tage.

Krautsalat

Für 4 Portionen

Pro Portion: 120 kcal/ 8,6 g KH/ 2,6 g P / 7,1 g F/ vegan

Zutaten:

- 800 g Weißkohl
- 5 – 7 EL Weißweinessig
- 3 EL Olivenöl
- 1 TL Kümmel
- 1 TL Xylit
- Salz, Pfeffer

Zubereitung:

1. Weißkohl raspeln und in eine große Schüssel geben.
2. Essig und Öl dazu geben und vermengen. Anschließend den Kümmel unterrühren.
3. Mit Salz, Pfeffer und Xylit abschmecken.
4. Krautsalat gut einziehen lassen, am besten über Nacht.

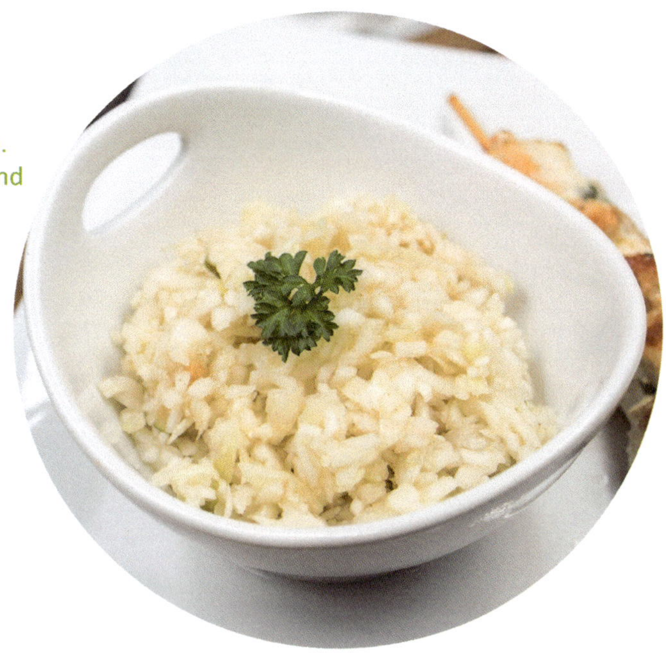

Tipp: Hält sich im Kühlschrank bis zu einer Woche und ist ein toller Beilagensalat für Fleisch- oder Geflügelspieße.

Low Carb Salat im Glas – auf die Reihenfolge kommt es an

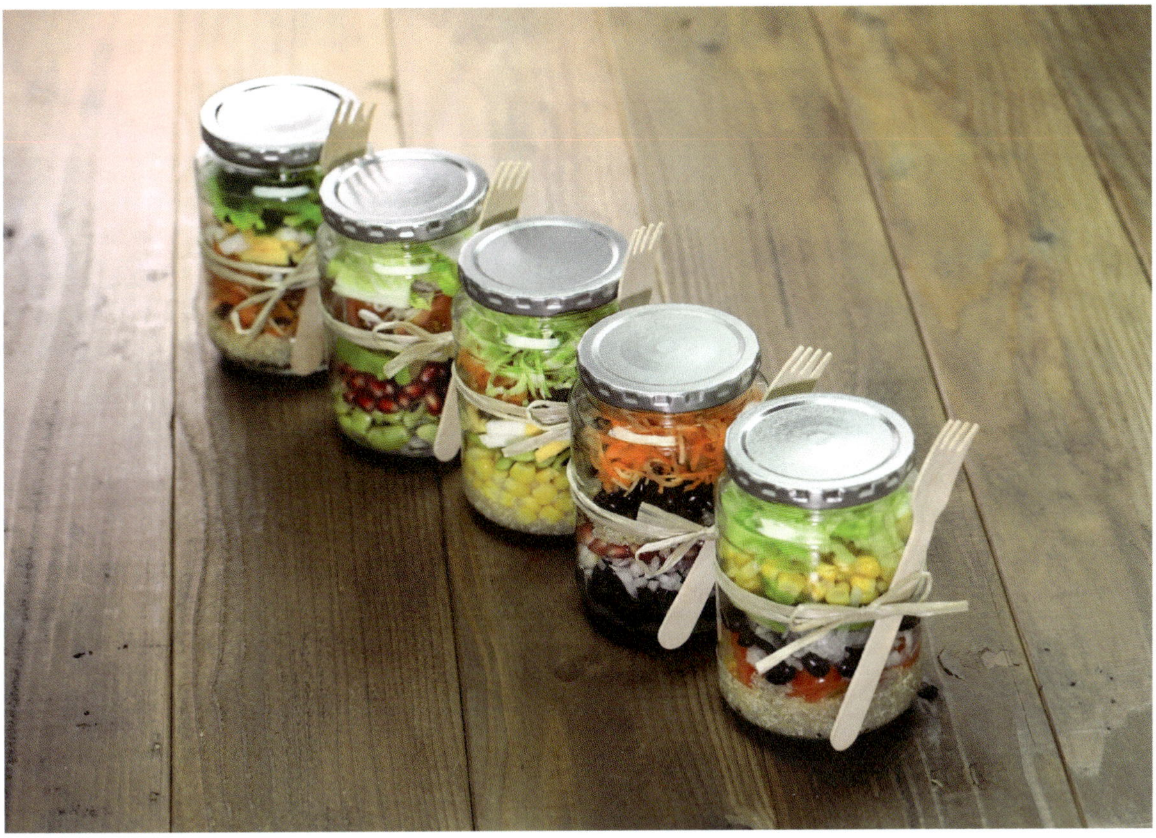

Der neue Trend „Salat im Glas“ ist auch bei uns angekommen. So lassen sich Salate optimal vorbereiten. Im Kühlschrank aufbewahrt bleiben sie mehrere Tage frisch.

So geht's:
Einen Salat im Glas herzustellen ist ganz einfach. Generell gilt – erlaubt ist an Lebensmitteln, was Sie bevorzugen und was Ihnen schmeckt. Sie müssen sich nur an ein paar einfache „Schicht-Regeln“ halten - dann kann es gar nicht schief gehen!

Wir schichten logischerweise von unten nach oben und beginnen mit dem angerührten Dressing. Darauf folgen nun feste und harte Gemüsesorten wie zum Beispiel Paprika oder Möhren. Zutaten zur Sättigung, wie zum Beispiel Käse oder Eier stellen die nächste Schicht dar. Als oberste Schichte füllt man empfindliche Lebensmittel wie zum Beispiel Blattsalate und evtl. gesunde Toppings ein.

Das allgemeine Schichtprinzip von unten nach oben heißt also:
Empfindliche und weiche Lebensmittel werden als Letztes ins Glas gegeben,
damit sie nicht matschig, sondern knackig und frisch bleiben!

Vor dem Servieren müssen Sie die Zutaten nur noch gut vermischen! Dann steht einem genussvollen Salat nichts mehr im Wege!

Tomate–Mozzarella–Thunfisch–Salat

Für 2 Portionen

Pro Portion: 380 kcal/ 3,3 g KH/ 29,4 g P / 26,2 g F/

Zutaten:

150 g Feldsalat
1 Dose Thunfisch im eigenen Saft (ca. 150 g)
1 Kugel Mozzarella (ca. 125 g)
1 Bund Frühlingszwiebeln
1 Chilischote
4 EL Zitronensaft
2-3 EL Olivenöl
Salz, Pfeffer

Zubereitung:

1. Feldsalat waschen und abtropfen lassen.
2. Thunfisch mit der Gabel zerteilen und Mozzarella fein würfeln.
3. Frühlingszwiebeln waschen, putzen und klein schneiden.
4. Chilischote entkernen und fein hacken.
5. Für das Dressing Zitronensaft, Olivenöl und Chili verrühren.
6. Mit Salz und Pfeffer abschmecken.
7. Als Erstes Dressing in das Glas geben. Danach die Frühlingszwiebeln und den Thunfisch einfüllen. Das Dressing soll komplett bedeckt sein.
8. Anschließend den Feldsalat einfüllen.
9. Darauf die Mozzarellawürfel verteilen.

Tipp: Im Kühlschrank lagern und innerhalb von 2 Tagen verzehren. Vor dem Verzehr einfach schütteln, damit sich das Dressing gut mit dem Salat vermischt.

Rote Bete–Salat mit Ziegenfrischkäse

Für 2 Portionen

Pro Portion: 557 kcal/ 19,9 g KH/ 15,7 g P / 45 g F/ vegetarisch

Zutaten:

1 Avocado
1 Rote Bete–Knolle
½ Salatgurke
1 rote Zwiebel
100 g Naturjoghurt
1 EL Senf
2 EL Olivenöl
1 EL Limettensaft
Salz, Pfeffer
100 g Ziegenfrischkäse (krümelig)

Zubereitung:

1. Avocado halbieren, entkernen.
2. Fruchtfleisch aus der Schale lösen und klein schneiden.
3. Rote Bete schälen und in feine Streifen schneiden.
4. Salatgurke waschen, schälen, der Länge nach halbieren und in feine Scheiben schneiden.
5. Zwiebel abziehen und fein würfeln.
6. Für das Dressing Naturjoghurt, Senf, Olivenöl und Limettensaft glatt rühren. Mit Salz und Pfeffer abschmecken.
7. Dressing in das Glas einfüllen.
8. Danach Gurkenscheiben, Rote Bete – Streifen, Zwiebelwürfel und Avocado einschichten.
9. Obenauf den krümeligen Ziegenfrischkäse streuen.

Tipp: Im Kühlschrank lagern und innerhalb von 2 Tagen verzehren. Vor dem Verzehr einfach schütteln, damit sich das Dressing gut mit dem Salat vermischt.

Rucola-Lachs-Tomatensalat

Für 2 Portionen

Pro Portion: 340 kcal/ 10 g KH/ 26,2 g P / 26,6 g F/

Zutaten:

100 g Rucola
300 g Tomaten
200 g Räucherlachs
100 g Naturjoghurt
2 EL Olivenöl
1 -2 EL weißer Balsamicoessig
1 EL Limettensaft
Salz, Pfeffer

Zubereitung:

1. Rucola waschen und abtropfen lassen. Danach klein schneiden.
2. Tomaten waschen, Strunk entfernen und fein würfeln.
3. Räucherlachs in kleine Stücke schneiden.
4. Für das Dressing Naturjoghurt, Olivenöl, weißen Balsamicoessig und Limettensaft glatt rühren. Mit Salz und Pfeffer abschmecken.
5. Dressing in das Glas füllen.
6. Tomaten und Lachs einschichten.
7. Zuletzt Rucola-Salat einfüllen.

Tipp: Im Kühlschrank lagern und innerhalb von 2 Tagen verzehren. Vor dem Verzehr einfach schütteln, damit sich das Dressing gut mit dem Salat vermischt.

Erdbeer- Avocado-Salat

Für 2 Portionen

Pro Portion: 410 kcal/ 17,3 g KH/ 3,7 g P / 31,7 g F/ vegan

Zutaten:

400 g Erdbeeren
2 Avocados
1 cm Stück Ingwer
1 Prise Xylit
Saft einer frischen Zitrone
1 EL Öl
Salz, Pfeffer

Zubereitung:

1. Erdbeeren waschen, Strunk entfernen und vierteln oder achteln.
2. Avocados halbieren und den Kern entfernen.
3. Fruchtfleisch aus der Schale lösen, ebenfalls klein schneiden.
4. Für das Dressing Ingwer, Xylit, Zitronensaft und Öl glatt rühren. Mit Salz und Pfeffer abschmecken.
5. Dressing in das Glas einfüllen.
6. Erdbeeren und Avocado abwechselnd einschichten.

Tipp: Im Kühlschrank lagern und innerhalb von 2 Tagen verzehren. Vor dem Verzehr einfach schütteln, damit sich das Dressing gut mit dem Salat vermischt.

FRÜHSTÜCK UND SÜSSSPEISEN

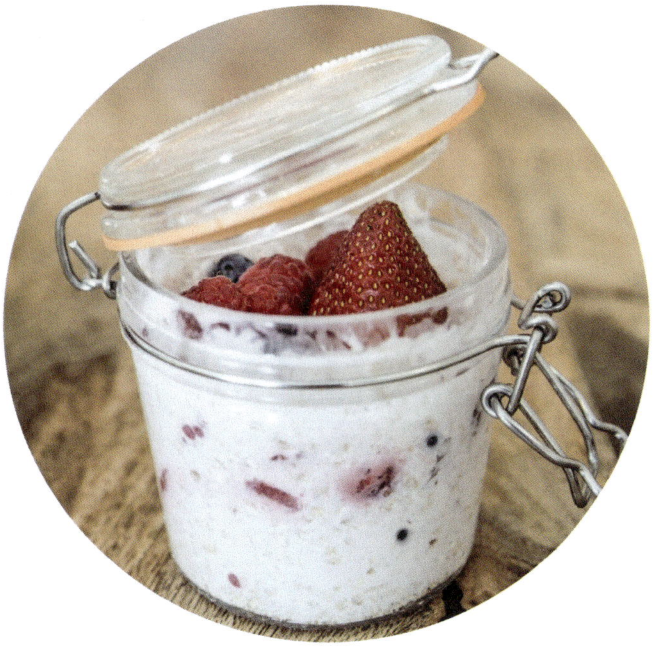

"Overnight Oats" mit Beeren

Für 2 Portionen

Pro Portion: 496 kcal/ 8,7 g KH/ 18,7 g P / 35,3 g F/ vegetarisch

Zutaten:

250 ml Mandelmilch
200 g griechischer Joghurt
4 EL Leinsamen geschrotet
60 g gemahlene Mandeln
1 EL Chiasamen
1 EL Xylit
100 g Erdbeeren, Himbeeren, Heidelbeeren bzw. Beeren nach Wahl

Zubereitung:

1. Alle Zutaten bis auf die Beeren vermischen.
2. Beeren waschen und abtrocknen. 1/3 der Beeren klein schneiden und unter die Mandelmilch-Joghurt-Mischung heben.
3. In Einweckgläser einfüllen und mit den restlichen Beeren toppen.

Tipp: Im Kühlschrank bis zu 2 Tage haltbar. Vor Verzehr am besten nochmal gut durchrühren.

Quarkbällchen mit Himbeerpüree

Für 2 Portionen

Pro Portion: 515 kcal/ 9,8 g KH/ 41,3 g P / 32 g F/ vegetarisch

Zutaten:

100 g Himbeeren
200 g Mager-Quark
80 g Mandelmehl
2 Eier
½ TL Backpulver
1 TL Stevia oder 1 EL Xylit
3 EL Kokosöl

Zubereitung:

1. Himbeeren waschen und pürieren.
2. Quark, Mandelmehl, Eier, Backpulver und Süßungsmittel verrühren und zu Bällchen formen. Evtl. noch etwas Mandelmehl hinzufügen für eine festere Konsistenz.
3. Kokosöl erhitzen und Bällchen rundherum frittieren.
4. Himbeerpüree erst kurz vor dem Verzehr über die Bällchen geben.

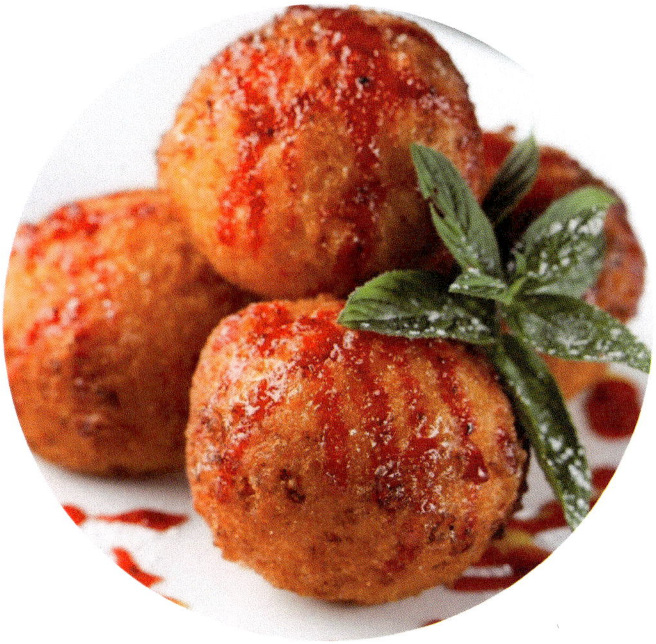

Tipp: Hält sich im Kühlschrank mind. 3-4 Tage. Lässt sich auch sehr gut portionsweise einfrieren.

Fruchtiger Joghurt-Becher mit gerösteter Mandel- und Nuss Mischung

Für 2 Portionen

Pro Portion: 355 kcal/ 19,6 g KH/ 8,6 g P / 26 g F/ vegetarisch

Zutaten:

- 20 g Mandeln
- 20 g Haselnüsse
- 20 g Walnüsse
- 100 g Erdbeeren
- 100 g Kiwi
- 100 g Apfel
- 150 g griechischer Joghurt

Zubereitung:

1. Ofen auf 180°C Umluft vorheizen.
2. Mandeln und Nüsse hacken. Backblech mit Backpapier auslegen und darauf verteilen. 25 Min. im Ofen rösten (mehrmals wenden) und anschließend abkühlen lassen.
3. Obst vorbereiten: Erdbeeren putzen und klein schneiden, Kiwi schälen und klein schneiden, Apfel waschen und klein schneiden.
4. Joghurt mit Früchte vermischen und mit der gerösteten Mandel- und Nuss-Mischung bestreuen.

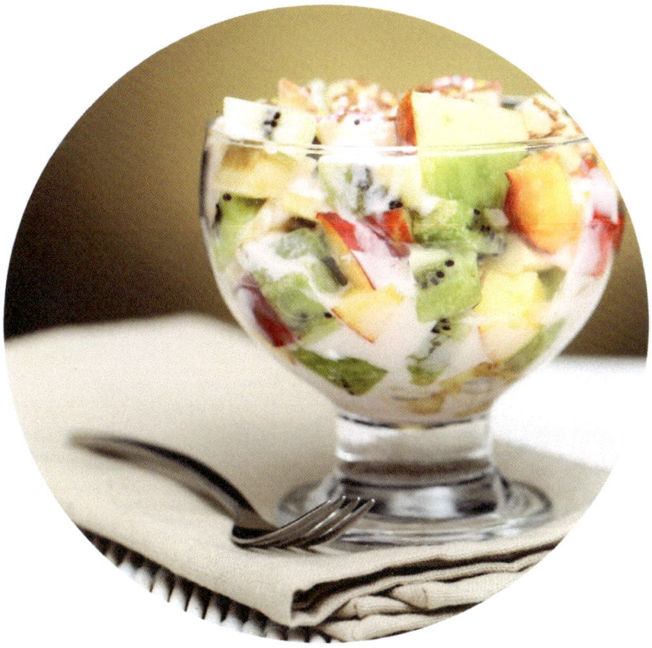

Tipp: Die Nuss-Mischung kann man in größerer Menge zubereiten und als leckeren Snack für unterwegs mitnehmen oder als kleine abendliche Knabber-Portion. Wer noch ein paar Kohlenhydrate extra sparen möchte, macht daraus einen Beeren-Joghurt-Becher.

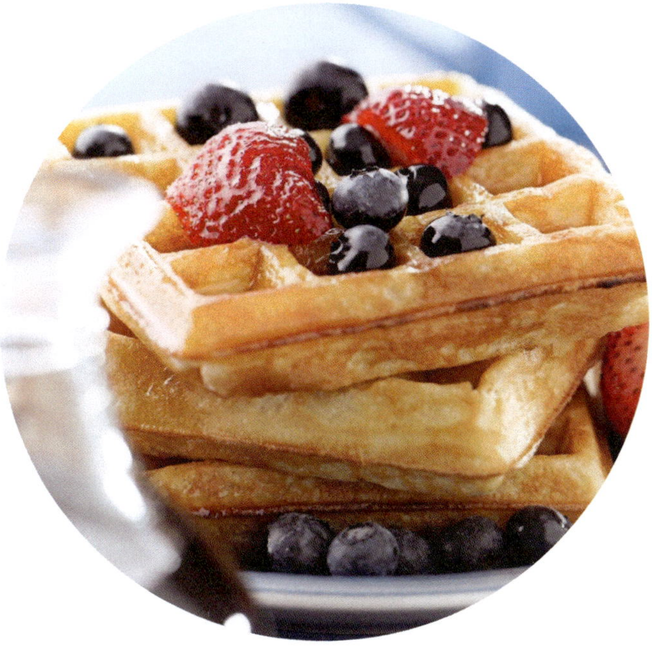

Waffeln

Für 4 Portionen

Pro Portion: 235 kcal/ 7,1 g KH/ 12,6 g P / 13,6 g F/ vegetarisch

Zutaten:

- 150 g Kokosmehl
- 1 EL Xylit
- ½ TL Backpulver
- 20 g Butter
- 3 Eier
- 2-3 TL Milch 3,5 %
- ½ TL Vanillepulver
- 1 TL Kokosmus
- Puder-Xylit/Beeren nach Wunsch

Zubereitung:

1. Waffeleisen auf höchster Temperatur-Stufe aufheizen.
2. Kokosmehl, Xylit und Backpulver in einer Schüssel verrühren.
3. Butter in einem kleinen Topf schmelzen.
4. Eier schaumig aufschlagen.
5. Milch, Vanillepulver und Kokosmus unter die Eier rühren.
6. Kokosmehl-Mischung nach und nach zugeben und unterheben.
7. Temperatur des Waffeleisens auf die mittlere Stufe reduzieren.
8. Waffelteig portionsweise in das Waffeleisen gießen und Waffeln ausbacken.
9. Waffel nach Wunsch mit etwas Puder-Xylit bestreuen und/oder mit gewaschenen Beeren genießen.

Tipp: Im Kühlschrank 2-3 Tage lang haltbar. Dazu schmecken frische Beeren.

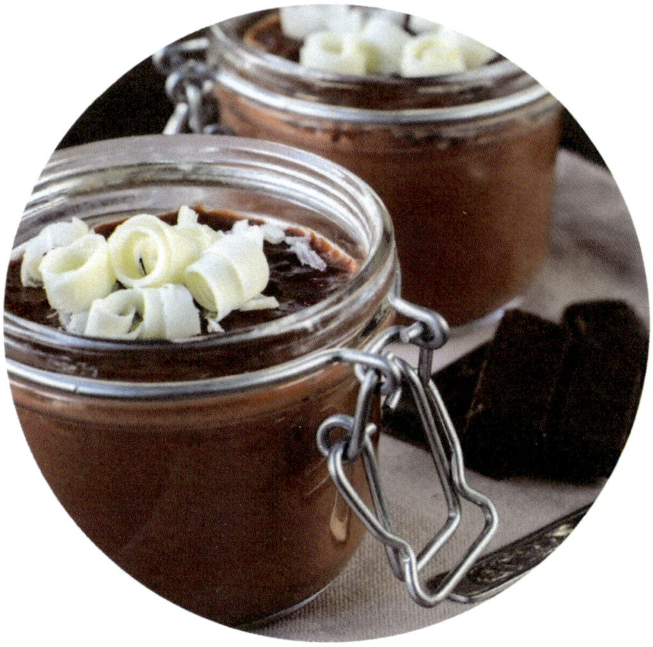

Schokocreme

Für 2 Portionen

Pro Portion: 478 kcal/ 18 g KH/ 5,3 g P / 44,5 g F/ vegetarisch

Zutaten:

10 g Butter
200 ml Kokosmilch
1 TL Stevia oder 30 g Xylit
100 g Zartbitterschokolade (geraspelt)

Zubereitung:

1. Butter, Kokosmilch und Süßungsmittel kurz aufkochen lassen.
2. Geraspelte Schokolade unterrühren.
3. In 2 verschließbare Gläser füllen und vollständig auskühlen lassen.
4. Mind. 1 Stunde im Kühlschrank durchziehen lassen.

Tipp: Hält sich im Kühlschrank mind. 3-4 Tage.

Schoko-Kekse

Für ca. 25 Stück

Pro Stück: 64 kcal/ 0,9 g KH/ 3,6 g P / 4,8 g F / glutenfrei/ vegetarisch

Zutaten:

100 g Butter
2 Eier
80 g Erythrit (oder 50 g Xylit)
150 g Mandelmehl
30 g Kakaopulver
1 TL Natron (optional)
1 TL Backpulver
1 TL Chiasamen
1 Prise Salz

Zubereitung:

1. Backofen auf 175°C Umluft vorheizen.
2. Backblech mit Backpapier auslegen.
3. Butter zerlassen und mit Eiern und Erythrit schaumig schlagen.
4. Trockene Zutaten vermengen und zur Butter-Ei-Masse hinzufügen. Zu einer homogenen Masse vermengen.
5. Kleine Häufchen auf das Blech setzen. Dabei Abstand lassen, da die Happen noch etwas aufgehen.
6. Im Ofen für ca. 12-15 Min. backen.

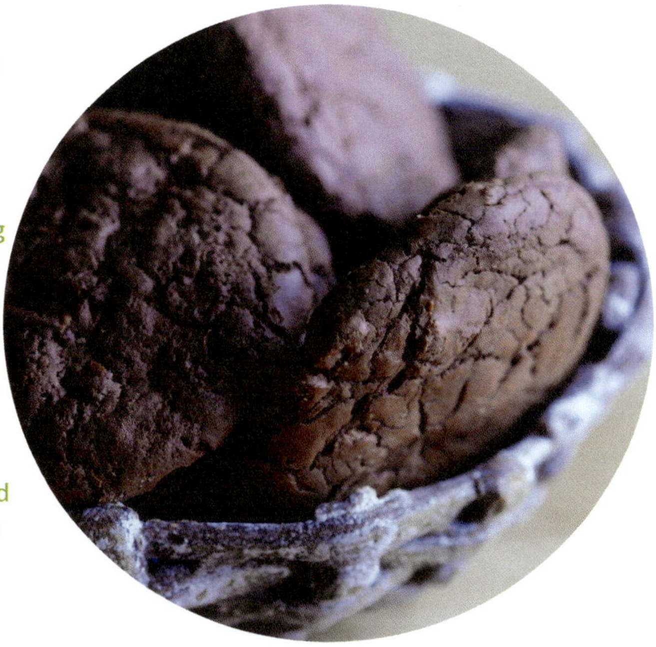

HAUPTSPEISEN MIT FISCH UND GARNELEN

Gefüllte Avocado

Für 2 Portionen

Pro Portion: 303 kcal/ 5,8 g KH/ 28,4 g P / 16,3 g F/

Zutaten:

1 Avocado
Saft ½ Zitrone
100 g Thunfisch
½ Gurke
2 Cocktailtomaten
2 Stiele Petersilie
100 g Garnelen, gebraten
100 g körniger Frischkäse
Meersalz und Pfeffer

Zubereitung:

1. Avocado halbieren und entkernen.
2. Avocadohälften mit Zitronensaft beträufeln.
3. Thunfisch mit der Gabel zerteilen.
4. Gurke waschen und in kleine Würfel schneiden.
5. Tomaten waschen und klein schneiden.
6. Petersilie waschen und hacken.
7. Thunfisch, Garnelen, Gurke, Tomaten und Petersilie mit Frischkäse vermischen und mit Salz und Pfeffer abschmecken, danach in die Avocadohälften füllen. Den Rest der Füllung dazu essen.

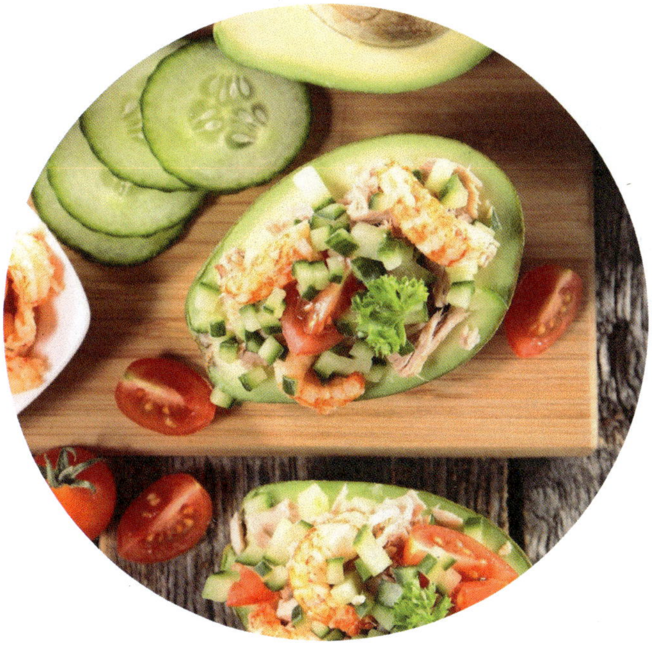

Tipp: Frisch zubereiten und taggleich verzehren.

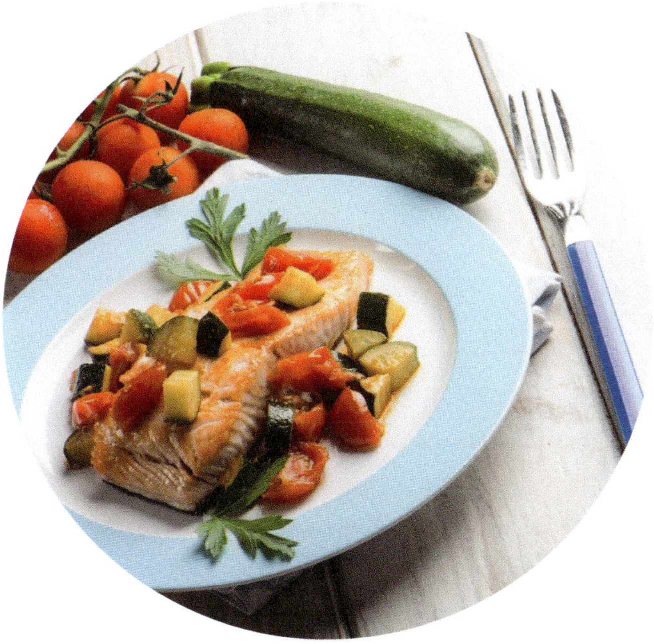

Lachsfilet „Mediterran“

Für 2 Portionen

Pro Portion: 365 kcal/ 12,5 g KH/ 29,7 g P / 21,1 g F/

Zutaten:

250 g Lachsfilet
Saft ½ Zitrone
Salz, Pfeffer
1 Zucchini
10 Cocktailtomaten
1 Knoblauchzehe
2 Stiele Petersilie
1 EL Tomatenmark
150 ml Gemüsebrühe

Zubereitung:

1. Ofen auf 180°C vorheizen, Auflaufform ausfetten.
2. Lachs säubern, mit Zitronensaft beträufeln und mit Salz und Pfeffer würzen.
3. Zucchini und Cocktailtomaten waschen und in kleine Stücke schneiden.
4. Knoblauchzehe abziehen und pressen.
5. Petersilie waschen und hacken.
6. Zucchini, Tomaten, Knoblauch, Petersilie, Tomatenmark und Gemüsebrühe vermischen und mit Salz und Pfeffer würzen. In die Auflaufform neben den Lachs geben.
7. Im Ofen 25-30 Min. backen.

Tipp: Dieses Gericht lässt sich sehr gut mit Feta oder Hähnchenbrust variieren. Im Kühlschrank lagern und innerhalb von 1-2 Tagen verbrauchen.

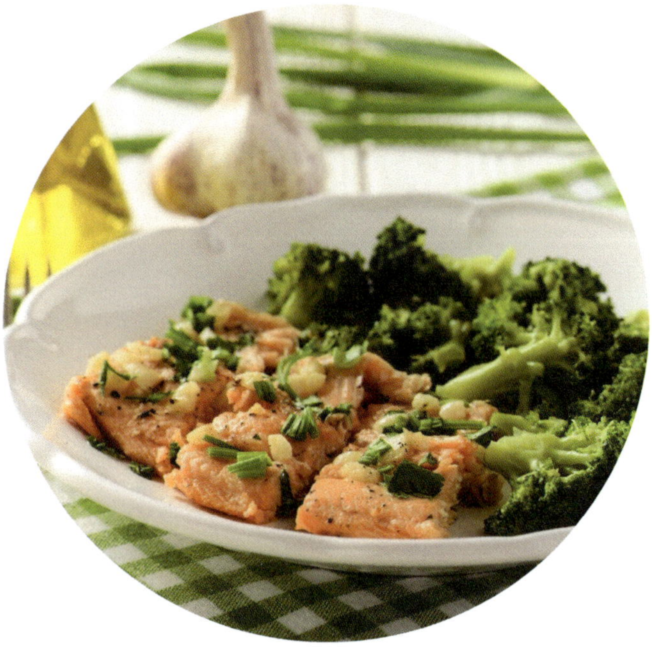

Fixer Lachs mit Brokkoli und Erdnüssen

Für 2 Portionen

Pro Portion: 492 kcal/ 4,3 g KH/ 39,9 g P / 29 g F/

Zutaten:

300 g Lachs
Salz, Pfeffer, (Chili)
30 g Erdnüsse (frisch und ungeröstet)
1 Schalotte oder ½ Zwiebel
1 EL Olivenöl
180 g Brokkoli-Röschen
150 ml Gemüsebrühe

Zubereitung:

1. Lachs säubern und würzen.
2. Pfanne ohne Öl erhitzen und Erdnüsse kurz anrösten. In eine Schüssel umfüllen.
3. Schalotte abziehen und in kleine Würfel schneiden.
4. Öl der Pfanne erhitzen und Lachs anbraten.
5. Brokkoli-Röschen und Zwiebel hinzugeben und auch kurz anbraten.
6. Gemüsebrühe hinzufügen und alles in ca. 10-15 Min. durchgaren.
7. Zum Schluss die gerösteten Erdnüsse hinzufügen.

Shrimps-Curry

Für 2 Portionen

Pro Portion: 403 kcal/ 7,8 g KH/ 23,9 g P / 28,3 g F/

Zutaten:

1 EL Öl
250 g Shrimps küchenfertig
1 kleine Zucchini
2 Tomaten
200 ml Kokosmilch
150 ml Gemüsebrühe
1 EL Curry
Nach Belieben 1 TL Currypaste (rot oder gelb)
1 EL Tomatenmark
Salz und Pfeffer
3 Stiele Petersilie

Zubereitung:

1. Öl erhitzen und Shrimps anbraten, aus der Pfanne nehmen und beiseite legen.
2. Zucchini und Tomaten waschen, beides in kleine Würfel schneiden. In die Pfanne geben und andünsten.
3. Mit Kokosmilch und Gemüsebrühe ablöschen.
4. Curry, Currypaste, Tomatenmark und Gewürze hinzufügen und 10 Min. köcheln lassen.
5. Petersilie waschen und hacken.
6. Shrimps zur Curry-Gemüse-Pfanne geben und nochmal 5-10 Min. mitköcheln lassen.
7. Mit Petersilie bestreuen.

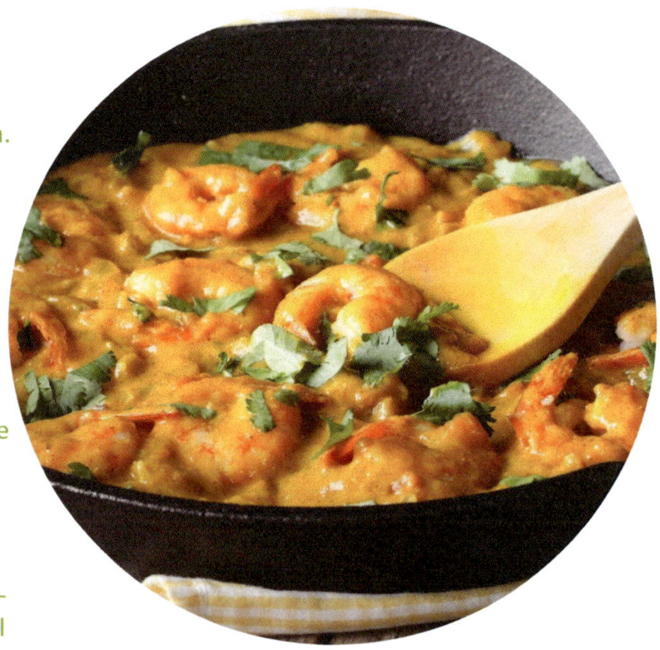

Tipp: Lecker zu Spiralnudeln aus Zucchini, Karotten oder Rettich. Innerhalb von 2 Tagen verbrauchen und im Kühlschrank lagern.

Thunfisch-Frikadellen

Für 2 Portionen
Pro Portion: 311 kcal/
3,3 g KH/ 48,4 g P / 10,7 g F/

Zutaten:

2 Dosen Thunfisch in eigenem Saft (gesamt ca. 300 g)
1 Lauchzwiebel
1 EL Öl
3 EL Mandelmehl
1 Ei
Salz, Pfeffer, Gewürze nach Wahl (Paprikapulver)
2 EL Frischkäse

Zubereitung:

1. Thunfisch abtropfen lassen und mit den Händen die restliche Flüssigkeit ausdrücken. In eine Schüssel geben.
2. Lauchzwiebel putzen, hacken und zum Thunfisch geben.
3. Öl in einer Pfanne erhitzen.
4. Alle Zutaten vermischen und würzen, Frikadellen formen und erst von beiden Seiten scharf anbraten und danach in 10-15 Min. durchbraten.

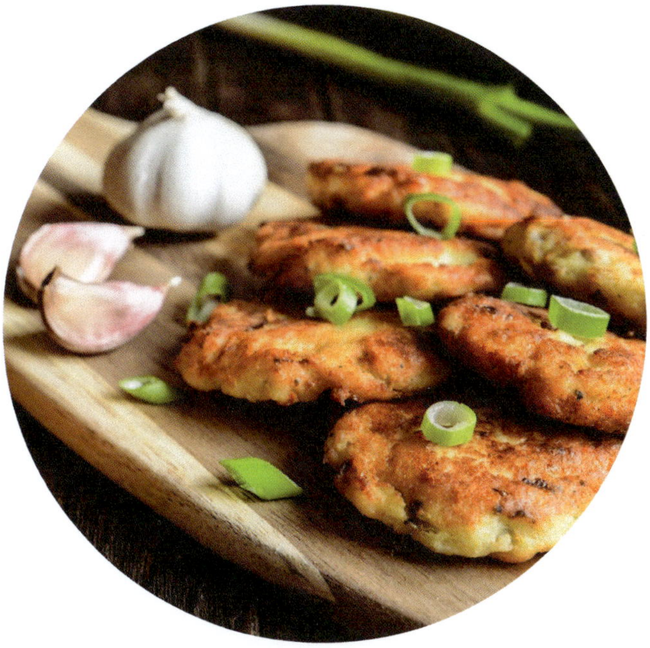

Tipp: Schmeckt lecker mit Tomaten- oder Quark-Dip oder als Burger-Frikadelle z.B. zwischen 2 Fleischtomaten-Scheiben.

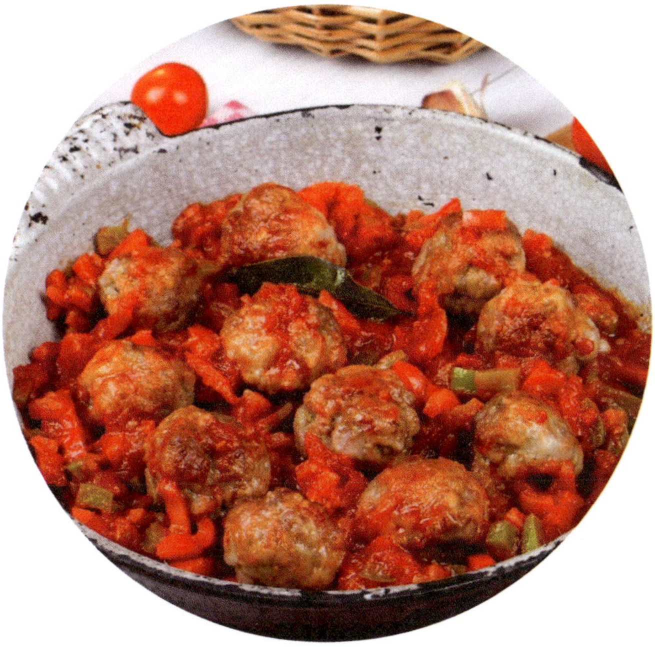

Tipp: Tolles eigenes Gericht oder lecker als Meal Prep-Kombi mit Gemüsenudeln, -reis oder Konjak-Produkten.

Lachs-Zucchinibällchen mit Tomatensauce

Für 2 Portionen

Pro Portion: 381 kcal/ 13,2 g KH/ 28,3 g P / 23,7 g F/

Zutaten:

1 Zucchini
150 g Lachs
1 kleine Zwiebel
1 Ei
1-2 EL Parmesan
Salz, Pfeffer
1 EL Öl
2 Stiele Petersilie
2 Frühlingszwiebeln
5 Cocktailtomaten
200 g passierte Tomaten

Zubereitung:

1. Zucchini waschen, schälen und ½ Zucchini raspeln und das Wasser mit einem Küchentuch ausdrücken. Die andere Hälfte in kleine Würfel schneiden.
2. Lachs säubern und hacken.
3. Zwiebel abziehen und hacken.
4. Zucchiniraspel, Lachs, Zwiebel, Ei, Parmesan und Salz und Pfeffer vermischen und zu Bällchen formen.
5. Öl erhitzen und Bällchen darin von allen Seiten anbraten.
6. Petersilie waschen und hacken.
7. Frühlingszwiebeln putzen und in kleine Ringe schneiden.
8. Tomaten waschen und in kleine Stücke schneiden.
9. Alle Zutaten in die Pfanne geben und mit den Bällchen 5 Min. weiter dünsten.
10. Passierte Tomaten hinzufügen und ca. 15-20 Min. köcheln lassen.
11. Mit Salz und Pfeffer abschmecken.

HAUPTSPEISEN MIT FLEISCH, WURST UND GEFLÜGEL

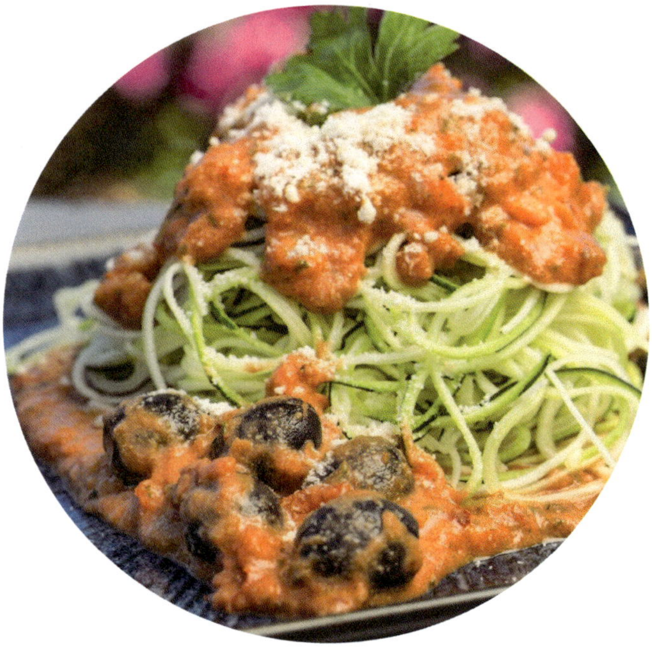

Zoodles mit Putenhacksoße

Für 2 Portionen

Pro Portion: 391 kcal/ 18,5 g KH/ 30,5 g P / 20,7 g F/

Zutaten:

1-2 Zucchini (ca. 500 g)
1 Zwiebel
1 Knoblauchzehe
1 EL Öl
250 g Putenhackfleisch
200 g braune Champignons
Salz, Pfeffer
300 g passierte Tomaten
1 EL Tomatenmark

Zubereitung:

1. Zucchini waschen und durch Spiralschneider drehen.
2. Zwiebel und Knoblauch abziehen und fein hacken.
3. Öl in einer Pfanne erhitzen, Zwiebel und Knoblauch anbraten.
4. Hackfleisch hinzugeben und krümelig braten.
5. Champignons hinzufügen und scharf anbraten. Mit Salz und Pfeffer würzen.
6. Passierte Tomaten und Tomatenmark hinzufügen. Bei mittlerer Hitze 5-10 Minuten weiterköcheln lassen. Ab und zu umrühren.

Tipp: Zoodles und Hacksoße getrennt in Aufbewahrungsbehälter packen und erst kurz vor dem Verzehr vermischen.

Kann man auch getrennt sehr gut einfrieren und mit anderen Gerichten kombinieren, z.B. Karottennudeln mit Hacksoße, Hacksoße mit Blumenkohlpüree oder Reis, Zoodles mit Tomatensauce oder Beilage zu Fleisch

Putenspieße

Für 2 Portionen

Pro Portion: 366 kcal/ 15,7 g KH/ 26,6 g P / 20,4 g F/

Zutaten:

350 g Putengulasch
Paprikapulver, Salz, Pfeffer
1 rote Paprika
1 gelbe Paprika
1 grüne Paprika
2 EL Öl

Holzspieße

Zubereitung:

1. Gulasch würzen.
2. Paprika waschen und in Scheiben schneiden.
3. Fleisch und Gemüse aufspießen.
4. Öl erhitzen und Spieße von allen Seiten anbraten.

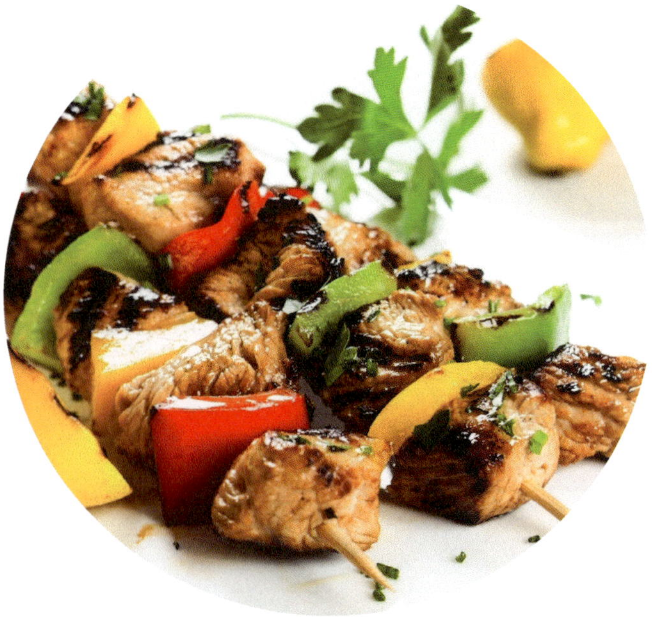

Tipp: Fleischspieße lassen sich sehr gut mit Salaten to Go für die Arbeit kombinieren.

Hähnchen-Gemüse-Auflauf TO GO

Für 2 Portionen

Pro Portion: 377 kcal/ 11,7 g KH/ 40 g P / 17,8 g F/

Zutaten:

1 gelbe Paprika
2 Tomaten
½ Zucchini
1 Zwiebel
1 Knoblauchzehe
2 Stiele Petersilie
200 g Hähnchenbrust (in Stücke)
1 EL Olivenöl
2 Eier
Gewürze: Salz, Pfeffer, Paprikapulver nach Bedarf
50 g geraspelter Käse (z.B. Emmentaler)

Zubereitung:

1. Ofen auf 180°C Umluft vorheizen.
2. Paprika, Tomaten und Zucchini waschen und in kleine Würfel und dünne Scheiben schneiden.
3. Zwiebel und Knoblauchzehe abziehen und fein hacken.
4. Petersilie waschen und hacken.
5. Hähnchenbrust säubern.
6. Öl in einer Pfanne erhitzen und Hähnchenbrust anbraten.
7. Paprika, Tomate, Zucchini, Zwiebel und Knoblauch hinzufügen, kurz andünsten und würzen.
8. In eine gefettete Auflaufform geben.
9. Eier mit gehackter Petersilie verquirlen und würzen. Über die Hähnchen-Gemüse-Mischung in der Auflaufform gießen und mit Käse bestreuen.
10. Im Ofen ca. 35-40 Min. backen.

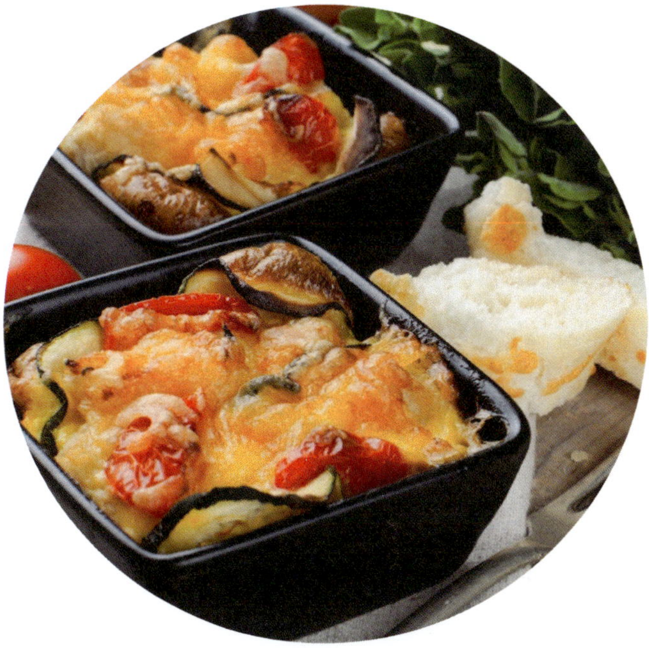

Tipp: Im Kühlschrank 3-4 Tage haltbar. Lässt sich auch sehr gut portionsweise einfrieren.

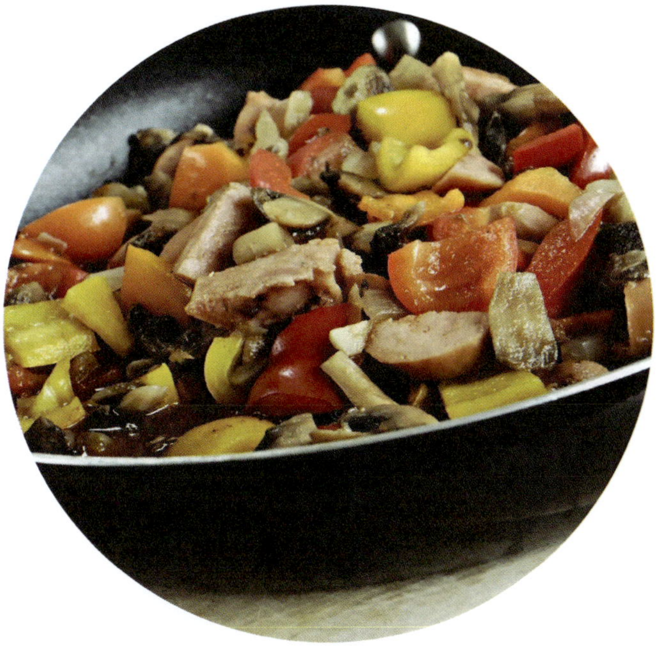

Tipp: In Gläser gepackt ist diese Würstchen-Pfanne 2-3 Tage haltbar. Schmeckt warm und auch kalt (1 EL Essig dazu) sehr gut.

Würstchen mit gebratenem Gemüse

Für 2 Portionen

Pro Portion: 296 kcal/ 8,5 g KH/ 18,3 g P / 19,9 g F/

Zutaten:

1 gelbe Paprika
1 rote Paprika
1 Zwiebel
200 g Champignons
1 Dose (Geflügel-)Würstchen (ca. 200 g)
20 g Butter

Zubereitung:

1. Paprika waschen und würfeln.
2. Zwiebel abziehen, halbieren und in Streifen schneiden.
3. Champignons putzen und in Scheiben schneiden.
4. Würstchen in kleine Stücke schneiden.
5. Butter erhitzen und Gemüse und Würstchen darin anbraten und auf niedrigerer Hitze durchziehen lassen.

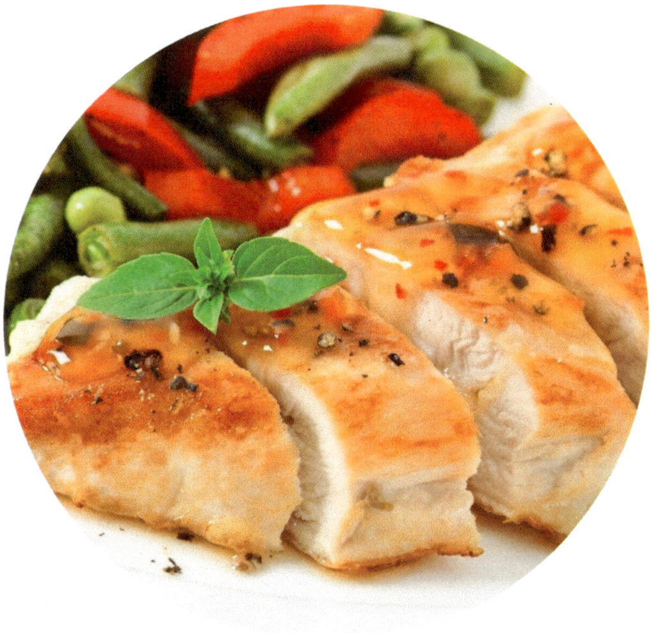

Hähnchen mit Bohnen-Paprika-Salat

Für 2 Portionen

Pro Portion: 341 kcal/ 11,6 g KH/ 45,6 g P / 11,3 g F/

Zutaten:

400 g grüne Bohnen (gekocht, z.B. aus Glas oder Dose)
1 rote Paprika
2 EL Öl
1-2 EL Essig
1 TL Xylit
Salz und Pfeffer
300 g Hähnchenbrust (in Streifen)

Zubereitung:

1. Bohnen abtropfen lassen.
2. Paprika waschen und in kleine Stücke schneiden.
3. 1 EL Öl, Essig und Xylit mit Bohnen, Paprika vermischen und mit Salz und Pfeffer abschmecken.
4. Hähnchenfleisch säubern und würzen.
5. Restliches Öl in einer Pfanne erhitzen und Hähnchenfleisch erst von beiden Seiten scharf anbraten, danach bei mittlerer Hitze durchbraten lassen.

Tipp: Den Salat und das Hähnchenfleisch separat aufbewahren. Auch hier kann man die Rezeptbestandteile wieder vielseitig mit anderen Gerichten kombinieren.

Ofengemüse mit Hähnchen

Für 4 Portionen
Pro Portion: 414 kcal/ 10,7 g KH/ 29,8 g P / 26,8 g F/

Zutaten:

600 g Hähnchenkeulen
2 EL Olivenöl
Salz, Pfeffer, Paprikapulver
4 mittlere Zucchini
2 Paprika
2 Karotten
200 g Champignons
1 Knoblauchzehe
Oregano getrocknet

Zubereitung:

1. Hähnchenkeulen säubern und trocken tupfen. Mit 1 EL Olivenöl bestreichen und mit Salz, Pfeffer und Paprikapulver einreiben.
2. Zucchini und Paprika waschen und in Würfel schneiden.
3. Karotten waschen, schälen und würfeln.
4. Pilze säubern und vierteln.
5. Knoblauch abziehen und zerkleinern.
6. Gemüse auf einem mit Backpapier ausgelegtem Blech verteilen und mit 1 EL Olivenöl, Knoblauch und Gewürzen bestreuen.
7. Hähnchenkeulen auf das Gemüse legen.
8. Alles etwa 30 Minuten im vorgeheizten Backofen bei 180° Umluft braten.

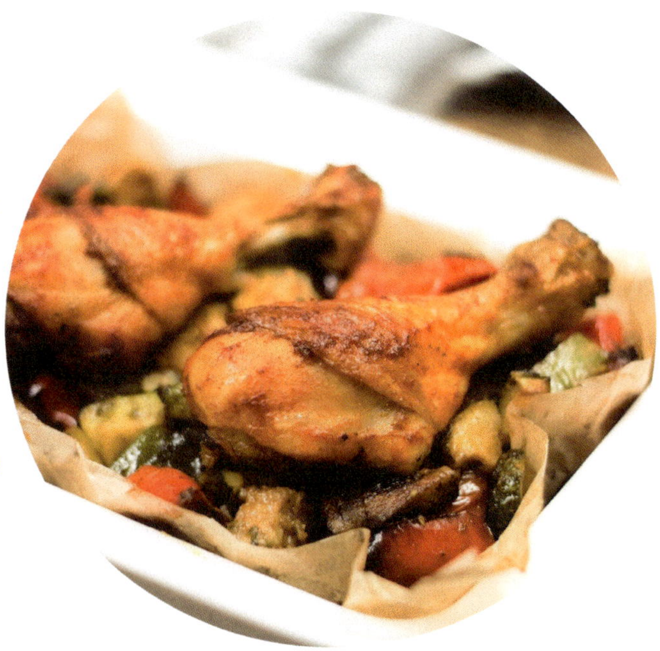

Hähnchen-Gemüse-Grillteller

Für 2 Portionen

Pro Portion: 439 kcal/ 15,7 g KH/ 42,7 g P / 21,8 g F/

Zutaten:

300 g Hähnchenbrust
Salz, Pfeffer, Gewürze nach Wahl z.B. Chili
2 EL Öl
1 Zucchini
1 Aubergine
200 g Paprika (z.B. Mini-Paprika)
5 Schalotten
200 g grüner Spargel

Gewürze nach Wahl

Grillpfanne

Zubereitung:

1. Hähnchenbrust säubern und mit Salz und Pfeffer bzw. Gewürzen nach Wahl würzen.
2. 1 EL Öl erhitzen und Hähnchenbrust von beiden Seiten scharf anbraten und dann durchgaren.
3. Zucchini, Aubergine und Paprika waschen und in Scheiben schneiden bzw. Mini-Paprika kann man auch am Stück belassen.
4. Schalotten abziehen und kleiner schneiden oder teilen.
5. Spargel vorbereiten, evtl. harte Enden abschneiden.
6. Restliches Öl in die Pfanne geben und das Gemüse erst scharf von beiden Seiten anbraten und dann bei mittlerer Hitze durchbraten.

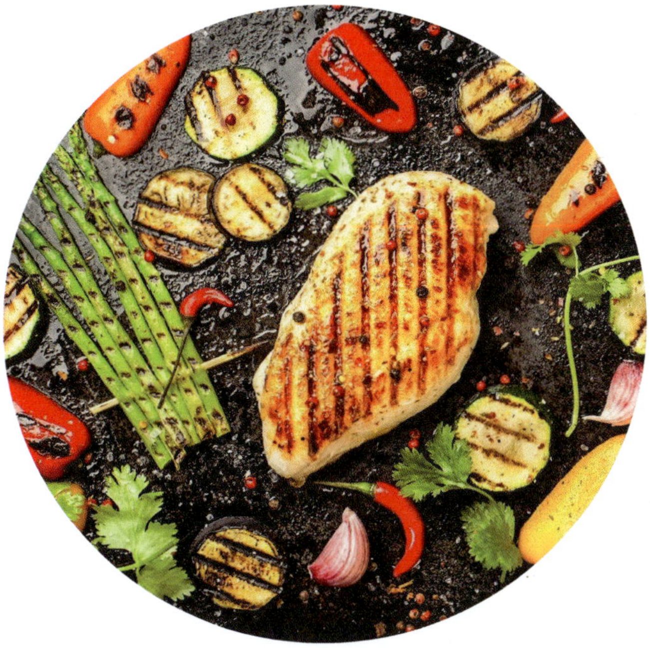

Tipp: Durch die Grillpfanne entsteht ein tolles Grillaroma und –muster. Dazu passt ein leckerer Tomaten-Dip. Im Kühlschrank lagern und innerhalb von 2 Tagen verzehren.

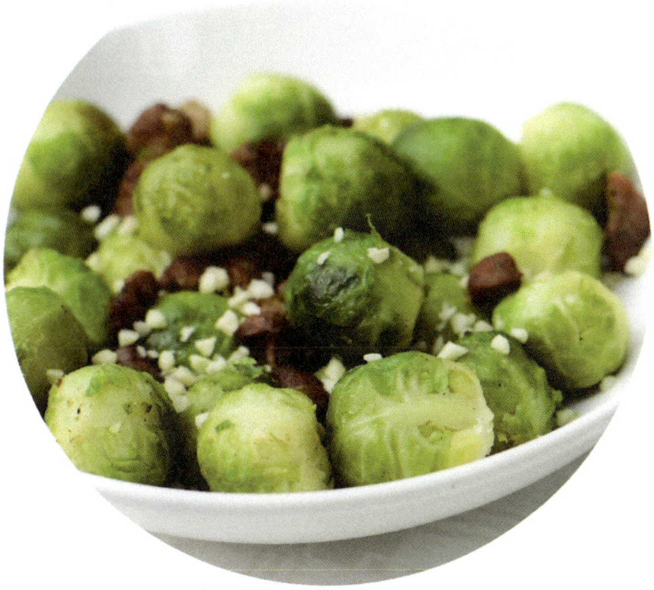

Rosenkohl mit Putenspeck

Für 2 Portionen

Pro Portion: 370 kcal/ 7 g KH/ 22,4 g P / 27,6 g F/

Zutaten:

400 g Rosenkohl
1 l Wasser
Salz und Pfeffer
1 EL Butter
150 g Putenspeck
1 EL Reibekäse oder Parmesan (optional)

Zubereitung:

1. Rosenkohl in Salzwasser ca. 15-20 Min. garen.
2. Butter in einer Pfanne zerlassen und Speck anbraten.
3. Gegarten Rosenkohl hinzufügen und würzen.
4. Evtl. mit etwas Reibekäse bestreuen.

Tipp: Mit 1 EL Essig und 1 EL Öl und Gewürzen kann man dieses Gericht auch ganz schnell zu einem Salat to Go variieren.

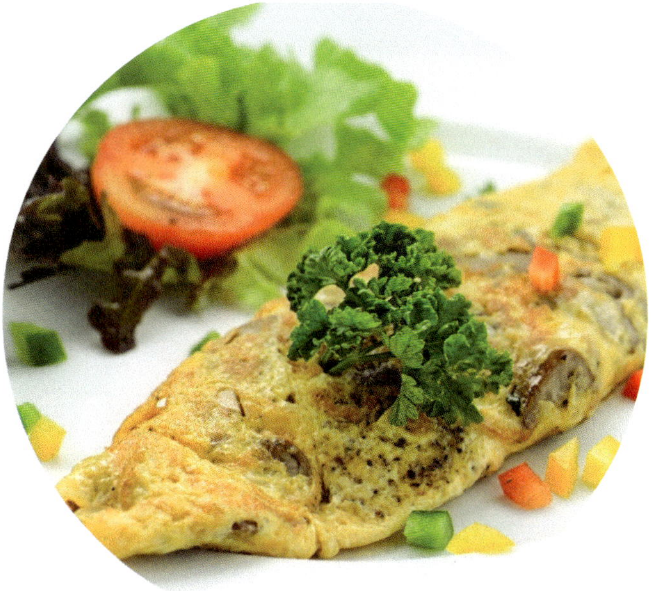

Omelett-Rolle

Für 2 Portionen

Pro Portion: 423 kcal/ 11,2 g KH/ 38 g P / 24,2 g F/

Zutaten:

150 g Quark
2 Eier
100 g Reibekäse
Kräutersalz, Salz, Pfeffer
100 g Geflügelmortadella oder Putenschinken
100 g Champignons
½ gelbe Paprika
½ rote Paprika
½ grüne Paprika
½ Zwiebel

Zubereitung:

1. Ofen auf 180°C Umluft vorheizen
2. Quark, Eier und Käse vermischen und würzen.
3. Mortadella, Champignons, Paprika und Zwiebel in kleine Stücke/Würfel schneiden und unter die Eiermasse rühren.
4. Ein Backblech mit Backpapier auslegen und die Eiermasse aufgießen.
5. Im Ofen ca. 15-20 Min. backen.
6. Etwas abkühlen lassen und aufrollen.

Tipp: Im Kühlschrank aufbewahren und innerhalb von 2 Tagen verbrauchen. Dazu passt sehr gut Rohkost oder Salat.

Zoodles-Pfanne mit Hähnchenfleisch

Für 2 Portionen

Pro Portion: 468 kcal/ 6,1 g KH/ 46,2 g P / 29 g F/

Zutaten:

350 g Hähnchenbrust
20 g Butter
1 Knoblauchzehe
150 g Frischkäse
1 Zucchini (mittelgroß)
Salz und Pfeffer nach Bedarf

Zubereitung:

1. Hähnchenbrust säubern und in Stücke schneiden.
2. Butter in Pfanne zerlassen und Hähnchenbrust durchbraten.
3. Knoblauch pressen und hinzufügen.
4. Frischkäse unterrühren und würzen.
5. Zucchini waschen und durch Spiralschneider drehen, hinzugeben und würzen.

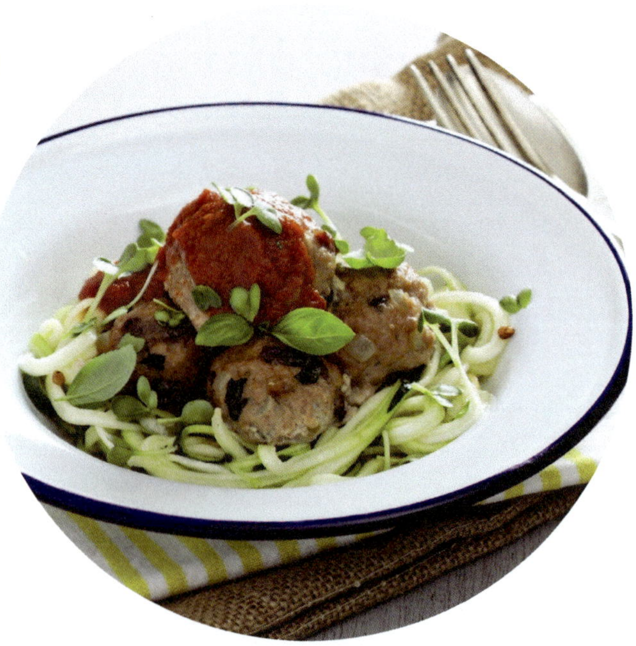

Tipp: Dazu schmeckt eine Tomatensauce oder passierte Tomaten!

HAUPTSPEISEN VEGETARISCH UND VEGAN

Shirataki Reis mit Kichererbsen

Für 2 Portionen

Pro Portion: 239 kcal/ 17,3 g KH/ 9,5 g P / 11,8 g F/ vegan

Zutaten:

1 Packung Shirataki (Konjak) Reis (ca. 200 g)
200 g Spinat
1 Knoblauchzehe
2 EL Olivenöl
200 g Kichererbsen
Saft ½ Zitrone
Salz, Pfeffer

Zubereitung:

1. Shirataki Reis durchspülen und abtropfen lassen.
2. Spinat waschen, verlesen und evtl. kleiner schneiden.
3. Knoblauch abziehen und pressen.
4. Öl erhitzen, Kichererbsen, Knoblauch, Spinat und Reis hinzufügen und anbraten.
5. Mit Zitronensaft vermischen und mit Salz und Pfeffer abschmecken.

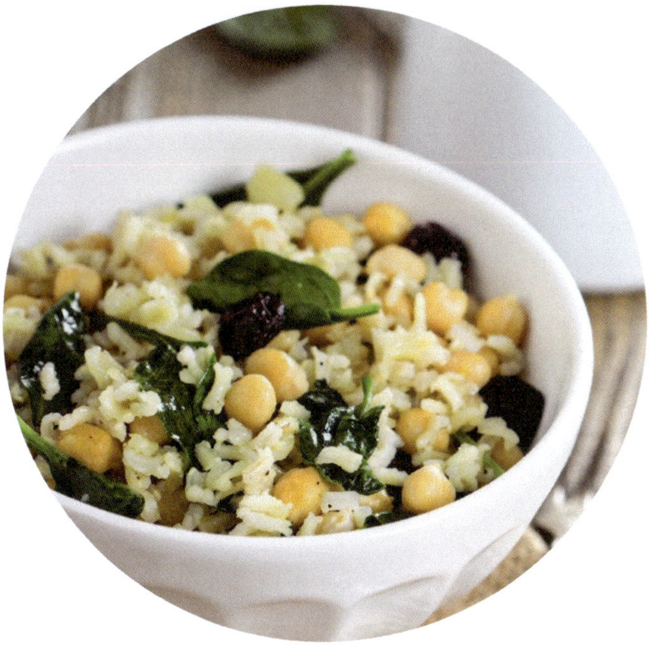

Tipp: In Einmachgläser füllen und innerhalb von 2-3 Tagen verzehren.

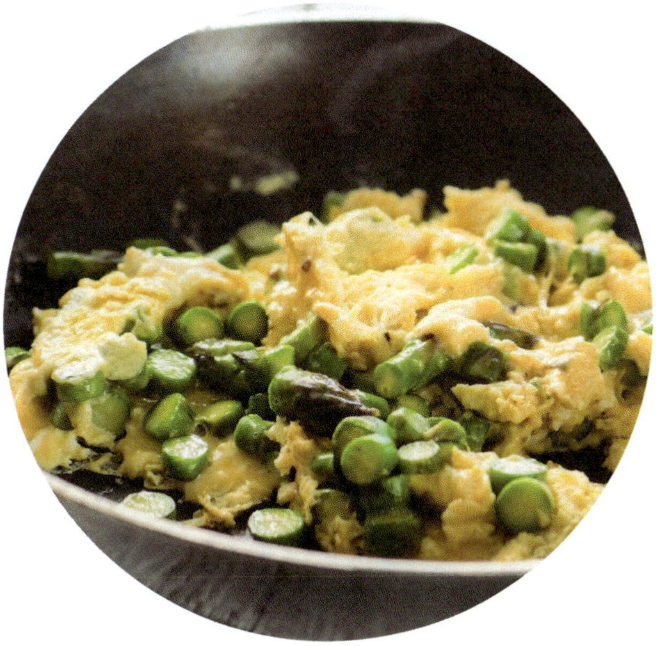

Spargel-Eier-Pfanne

Für 2 Portionen

Pro Portion: 298 kcal/ 5,1 g KH/ 23,2 g P / 20,7 g F/ vegetarisch

Zutaten:

250 g grüner Spargel (Glas)
1 EL Öl
4 Eier
25 g Parmesan (geraspelt)
Salz und Pfeffer

Zubereitung:

1. Spargel in kleine Stücke schneiden.
2. Öl erhitzen und Spargel 5 Min. braten
3. Eier mit Parmesan, Salz und Pfeffer verquirlen und über den Spargel geben, ca. 10 Min. durchbraten.

Tipp: Superschnell zubereitet! Im Kühlschrank bis zu 2 Tage haltbar.

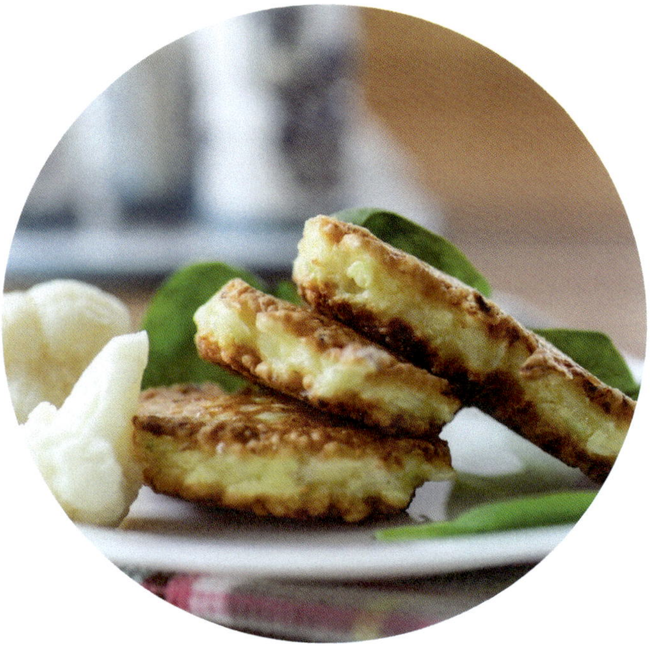

Tipp: Die Blumenkohl-Puffer lassen sich auch sehr gut einfrieren und z.B. mit einem Dip oder Salat für unterwegs kombinieren.

Veggie-Geschnetzeltes mit Blumenkohl-Puffer

Für 2 Portionen

Pro Portion: 714 kcal/ 22 g KH/ 21 g P / 57,2 g F/ vegetarisch

Zutaten:

600 g Blumenkohl
2 Eier
Salz, Pfeffer
1 EL Öl
100 g Champignons
1 Karotte
1 Paprika
½ Zucchini
20 g Butter
250 g Sahne

Zubereitung:

1. Blumenkohl säubern und klein raspeln oder in einer Küchenmaschine zu Reisgröße verarbeiten.
2. Blumenkohl und Eier vermischen, mit Salz und Pfeffer würzen und zu Puffer formen.
3. Öl in einer Pfanne erhitzen und Puffer durchbraten.
4. Champignons säubern und in Scheiben schneiden.
5. Karotte, Paprika und Zucchini waschen und klein schneiden.
6. Butter in einer weiteren Pfanne erhitzen und das Gemüse hinzufügen. Ca. 10 Min. dünsten.
7. Sahne hinzugeben und weitere 10 Min. einköcheln lassen. Mit Salz und Pfeffer abschmecken.

Linsenfrikadellen

Für 5 Stück

Pro Stück: 115 kcal/ 10,9 g KH/ 7,6 g P / 5 g F/ vegetarisch

Zutaten:

200 gekochte Linsen rot
½ Zwiebel
1 Knoblauchzehe
1 Karotte
1 Stiel Basilikum
1 EL Olivenöl
1 Ei
3 EL Mandelmehl
Salz, Pfeffer und Chili nach Bedarf

Zubereitung:

1. Linsen pürieren.
2. Zwiebel und Knoblauch abziehen und hacken.
3. Karotte waschen und raspeln.
4. Basilikum waschen und hacken.
5. Öl in einer Pfanne erhitzen.
6. Alle Zutaten vermischen und würzen. Gegebenenfalls noch etwas Mandelmehl hinzufügen für eine festere Konsistenz. Zu Frikadellen formen und im heißen Öl herausbacken.

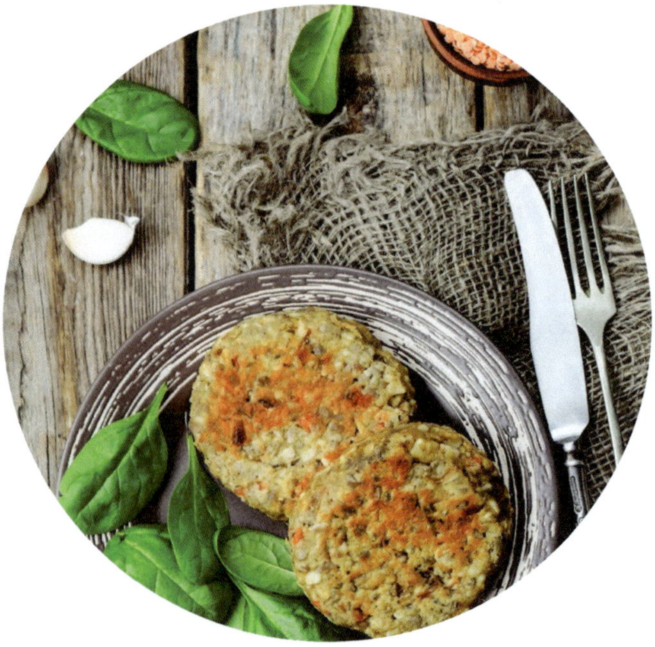

Tipp: Zu den Frikadellen kann man sehr gut Dips aus Tomate oder Quark vorbereiten oder auch als Burger-Frikadelle verwenden.

Gemüseauflauf

Für 2 Portionen

Pro Portion: 346 kcal/ 11,3 g KH/ 22,8 g P / 23,1 g F/

vegetarisch

Zutaten:

300 g Aubergine
300 g Zucchini
150 g Cocktailtomaten
1 Knoblauchzehe
2 EL Olivenöl
Salz, Pfeffer, Gewürze nach Wahl (Oregano, Basilikum getrocknet)
100 g Parmesan oder Reibekäse

Zubereitung:

1. Ofen auf 180°C Umluft vorheizen.
2. Gemüse waschen und klein schneiden.
3. Knoblauchzehe abziehen und pressen.
4. Gemüse mit Knoblauch und Öl vermischen und würzen.
5. In eine gefettete Auflaufform füllen und mit Käse bestreuen.
6. Ca. 20-25 Min. im Ofen backen.

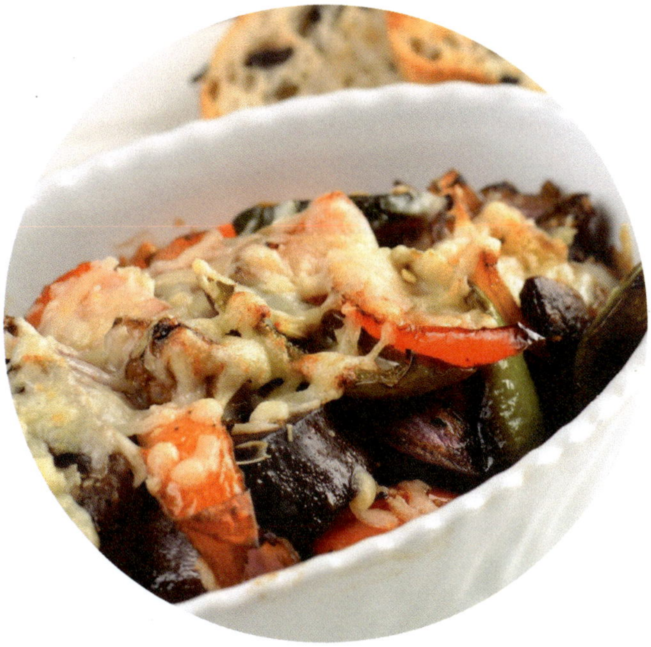

Tipp: Den Käse kann man auch weglassen und nur das Gemüse als Beilage zubereiten. Dieser Gemüseauflauf lässt sich z.B. sehr gut mit den Putenspießen kombinieren.

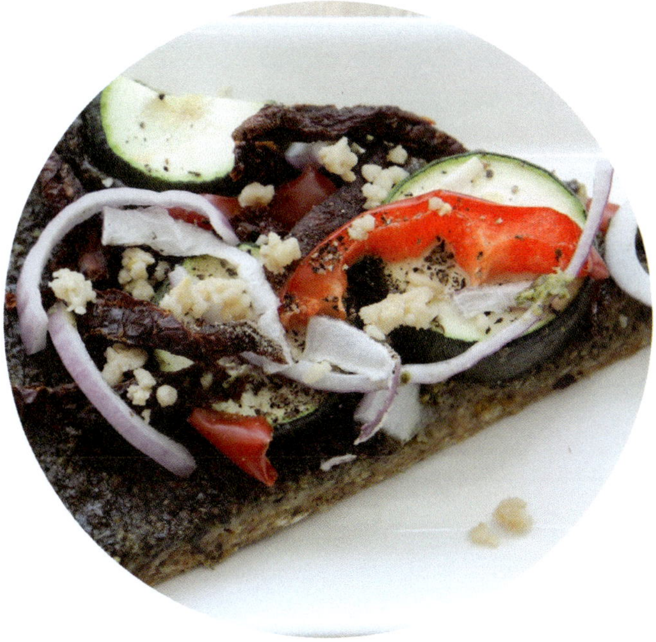

Vegetarische Pizza

Für 2 Portionen

Pro Portion: 466 kcal/ 19,1 g KH/ 33,3 g P / 27,5 g F/
vegetarisch

Zutaten:

2 Zucchini (ca. 800 g)
2 Eier
Salz und Pfeffer
1 rote Zwiebel
1 rote Paprika
2 EL grünes Pesto
150 g Feta

Zubereitung:

1. Backofen auf 220 °C Ober- und Unterhitze vorheizen.
2. Zucchini waschen, dann 1 ½ Zucchini raspeln und mit einem Küchentuch das Wasser ausdrücken.
3. Die Zucchiniraspel mit Eier, Salz und Pfeffer vermischen.
4. Ein Backblech mit Backpapier auslegen und eine runde Pizza formen.
5. Im Ofen ca. 15 Min. backen.
6. Restliche Zucchini in Scheiben schneiden.
7. Zwiebel abziehen, Paprika waschen, beides in Streifen schneiden.
8. Pizzaboden aus dem Ofen nehmen und mit grünem Pesto dünn bestreichen.
9. Mit Zucchini, Zwiebeln und Paprika belegen und Feta darüber bröseln.
10. Nochmals ca. 15-20 Min. im Ofen backen.

Tipp: Diese Pizza lässt sich optimal in Stücke teilen und einfrieren. Dazu passt ein Salat to Go.

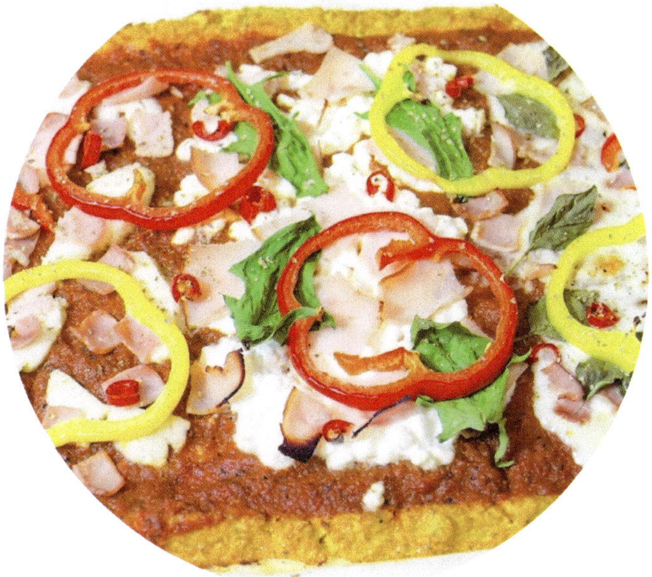

Pizza mit Blumenkohlboden – bunt belegt

Für 2 Portionen

Pro Portion: 466 kcal/ 19,1 g KH/ 33,3 g P / 27,5 g F/

Zutaten:

800 g Blumenkohl
2 Eier
Salz und Pfeffer
200 ml passierte Tomaten
Oregano getrocknet
150 g Schinken (kleine Stücke)
100 g Paprika bunt (Scheiben)
125 g Mozzarella (in Scheiben)

Zubereitung:

1. Backofen auf 200°C Ober- und Unterhitze vorheizen.
2. Blumenkohl zu Reisgröße zerkleinern und mit Eier, Salz und Pfeffer vermischen.
3. Auf ein mit Backpapier ausgelegtes Backblech geben und ca. 20 Min. backen.
4. Passierte Tomaten mit Oregano und Salz und Pfeffer vermischen.
5. Pizzaboden aus dem Ofen nehmen und mit der Tomatensauce bestreichen.
6. Mit Schinken, Paprika und Käse belegen und nochmals 10-15 Min. fertig backen.

Tipp: Diese Pizza lässt sich optimal in Stücke teilen und einfrieren. Dazu passt ein Salat to Go. Belag lässt sich beliebig variieren.

Konjak-Reis mit gebratenem Gemüse

Für 2 Portionen

Pro Portion: 256 kcal/ 17,9 g KH/ 5,7 g P / 15,2 g F/
vegan

Zutaten:

200 g Konjak-Reis (Shirataki)
½ Zucchini
1 gelbe Paprika
1 rote Paprika
1 Aubergine
1 Zwiebel
1 Knoblauchzehe
2 EL Öl
100 g passierte Tomaten
Salz, Pfeffer, Gewürze nach Wahl (Oregano, Basilikum getrocknet)

Zubereitung:

1. Konjak-Reis durchspülen und abtropfen lassen.
2. Gemüse waschen und in kleine Stücke schneiden
3. Zwiebel und Knoblauch abziehen und hacken.
4. Öl in einer Pfanne erhitzen und Gemüse anbraten.
5. Passierte Tomaten hinzufügen und alles würzen. Ca. 15-20 Min. gar kochen.
6. Konjak-Reis unterheben.

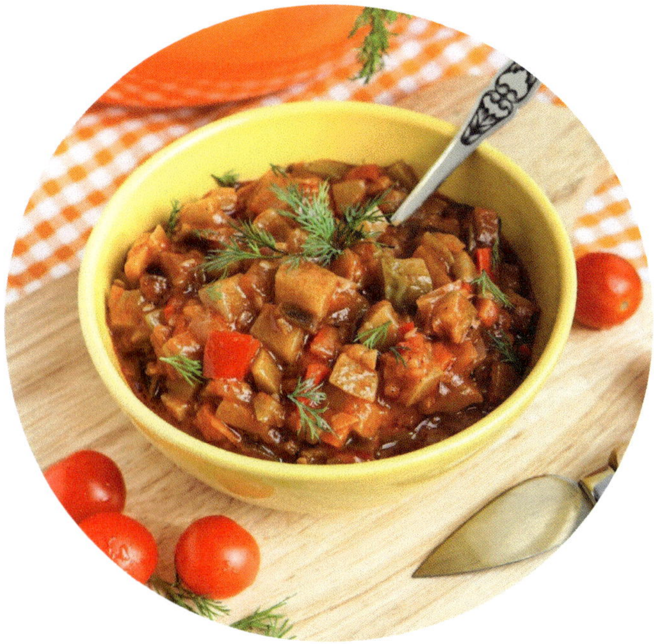

Gefüllte Gemüsepaprika

Für 2 Portionen

Pro Portion: 364 kcal/ 18,5 g KH/ 8,8 g P / 26,4 g F/ vegetarisch

Zutaten:

3 rote Paprika
1 kleine Zucchini
1 Zwiebel
200 g körniger Frischkäse
Salz, Pfeffer

Zubereitung:

1. Ofen auf 180°C Umluft vorheizen.
2. Paprika waschen, den oberen Teil abschneiden und Gehäuse entkernen.
3. Zucchini waschen, Zwiebel abziehen, beides klein hacken.
4. Zucchini und Zwiebel mit Frischkäse vermischen und mit Gewürzen abschmecken.
5. Frischkäse-Mischung in Paprika füllen und im Ofen ca. 25-30 Min. backen.

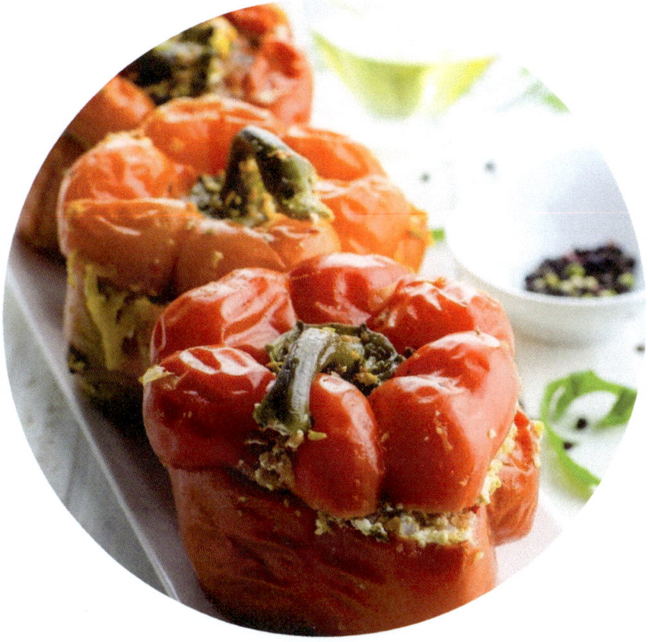

Tipp: Im Kühlschrank 2-3 Tage haltbar. Verschiedene Füllungen wie z.B. Hackfleisch, Quinoa etc. möglich.

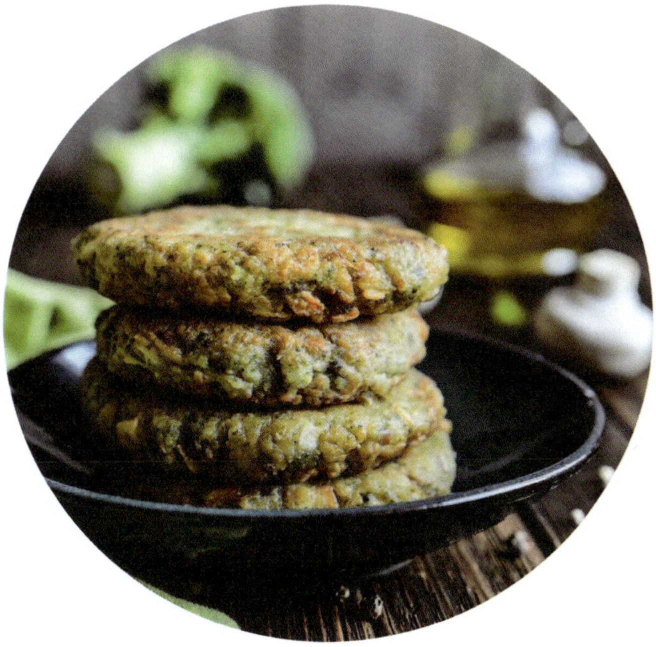

Brokkoli-Frikadellen

Für 4 Stück

Pro Stück: 239 kcal/ 4,4 g KH/ 43,2 g P / 28,1 g F/

vegetarisch

Zutaten:

350 g Brokkoli-Röschen
1 Zwiebel
2 Stiele Petersilie
2 Eier
150 g Reibekäse
2-3 EL Mandelmehl
Salz, Pfeffer

Zubereitung:

1. Ofen auf 180° C Umluft vorheizen.
2. Brokkoli in Röschen teilen und ca. 10-15 Min. in kochendem Wasser garen.
3. Zwiebel abziehen und klein hacken.
4. Petersilie waschen und hacken.
5. Brokkoli klein hacken.
6. Eier verquirlen.
7. Alle Zutaten vermischen, evtl. noch etwas Mandelmehl hinzufügen, würzen und Frikadellen formen.
8. Frikadellen auf ein mit Backpapier ausgelegtes Backblech legen und 20-25 Min. im Ofen backen. Dabei einmal wenden.

Tipp: Dazu schmeckt ein leckerer Quark-Dip. Kann am nächsten Tag als Burger z.B. mit 2 Fleisch-Tomatenscheiben als Brötchen-Ersatz verwendet werden.

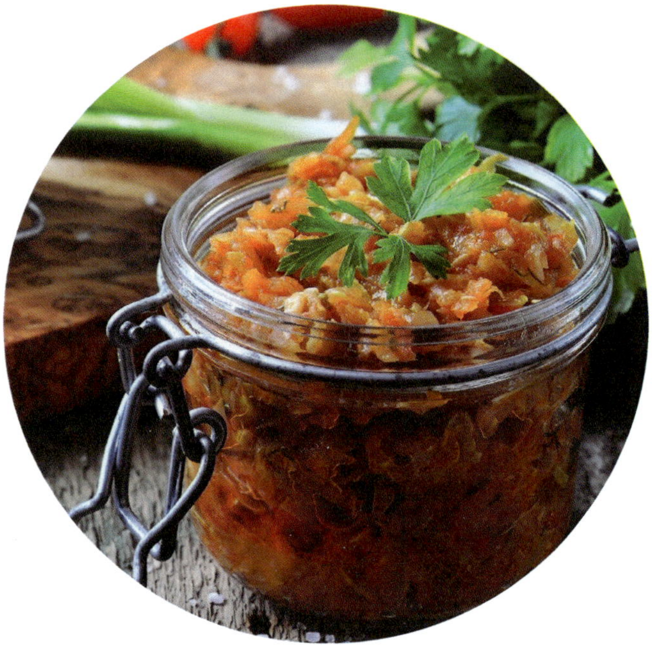

Tipp: Im Kühlschrank 2-3 Tage lang haltbar.

Ratatouille

Für 2 Portionen

Pro Portion: 286 kcal/ 19,6 g KH/ 2,2 g P / 15,5 g F/

vegan

Zutaten:

1 gelbe Paprika
1 rote Paprika
2 Zucchini
1 Aubergine
2 Tomaten
1 Zwiebel
1 Knoblauchzehe
2 Stiele Petersilie
2 EL Olivenöl
Salz, Pfeffer und Paprikapulver
250 ml Gemüsebrühe
30 g Tomatenmark
Rosmarin, Thymian, getrocknet

Zubereitung:

1. Paprika, Zucchini, Aubergine und Tomaten waschen und klein schneiden oder hacken.
2. Zwiebel und Knoblauch abziehen und klein hacken.
3. Petersilie waschen und hacken.
4. Öl in einer Pfanne erhitzen und Gemüse und Zwiebeln darin andünsten, würzen.
5. Brühe, Tomatenmark, getrocknete Kräuter und gehackte Petersilie hinzufügen und mit Gewürzen abschmecken.
6. Ca. 15-20 Min. köcheln lassen.

Gefüllte Champignons

Für 2 Portionen

Pro Portion: 278 kcal/ 5,1 g KH/ 24,3 g P / 14,4 g F/
vegetarisch

Zutaten:

1 Packung große Champignons (ca. 250 g)
100 g Reibekäse oder Feta
150 g körniger Kräuterfrischkäse
2 Stiele Petersilie (gehackt)
Salz, Pfeffer

Zubereitung:

1. Ofen auf 180 °C Umluft vorheizen.
2. Champignons putzen und Stiel entfernen.
3. Käse mit Frischkäse, Petersilie und Gewürzen vermischen.
4. Im Ofen ca. 20-25 Min. backen.

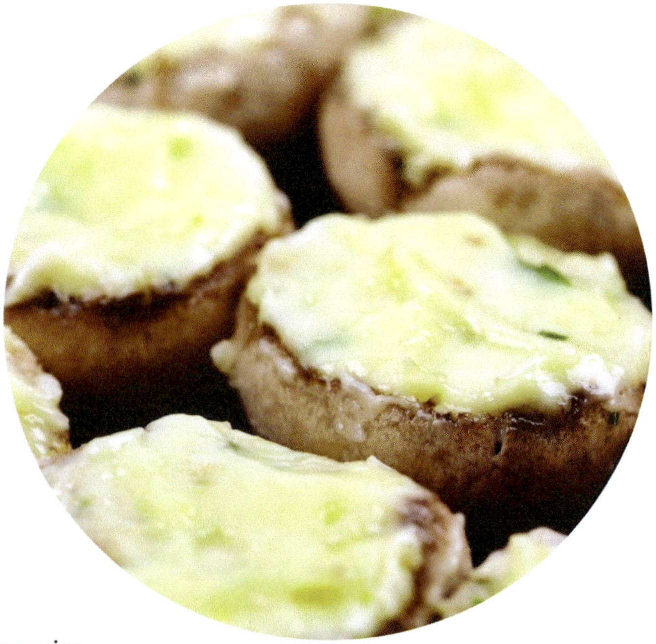

Tipp: Im Kühlschrank 2-3 Tage haltbar. Lässt sich auch sehr gut portionsweise einfrieren.

Zucchini-Ei-Muffins

Für 8 Stück

Pro Stück: 89 kcal/ 2,44 g KH/ 7,2 g P / 5,4 g F/ vegetarisch

Zutaten:

- 2 Zucchini
- 40 g Mandelmehl
- 1 TL Salz und Pfeffer
- 20 g Butter
- 4 Eier

Zubereitung:

1. Ofen auf 180°C Umluft vorheizen.
2. Zucchini waschen, raspeln und enthaltenes Wasser mit Küchentuch ausdrücken.
3. Zucchini, Mandelmehl, Salz und Pfeffer vermischen.
4. Butter schmelzen und mit Eier verquirlen.
5. Alle Zutaten vermischen und in gefettete Muffinform geben.
6. Im Ofen ca. 30 Min. backen

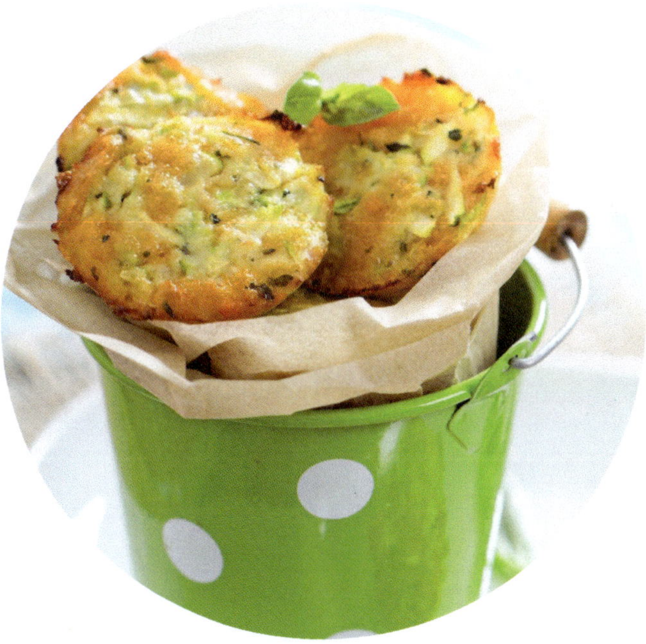

Tipp: Lässt sich prima portionsweise einfrieren. Schmeckt sehr gut als proteinreiche Beilage zu Salat oder kalt als Mahlzeit für unterwegs.

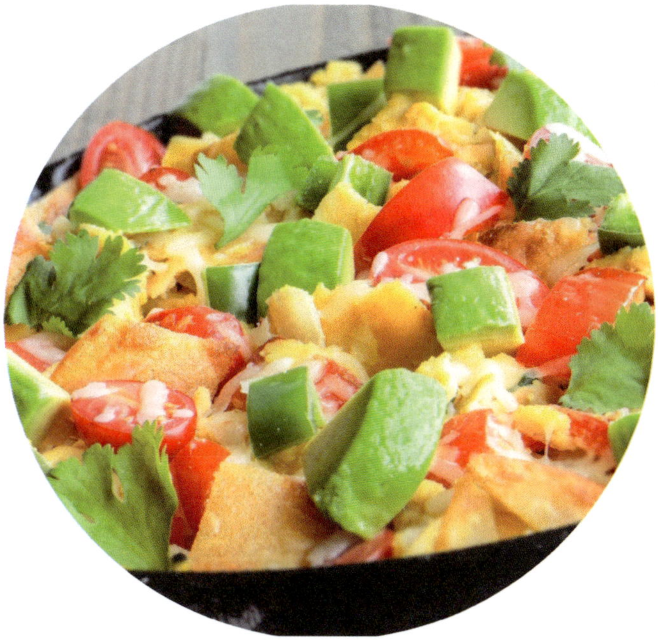

Tipp: In Einweckgläser füllen und gut verschließen. Kann im Kühlschrank 1-2 Tage aufbewahrt werden.

Avocado-Paprika-Rührei

Für 2 Portionen

Pro Portion: 315 kcal/ 6,2 g KH/ 14,5 g P / 24,5 g F/ vegetarisch

Zutaten

- 5 Cocktailtomaten
- 1 Knoblauchzehe
- 1 Avocado
- 2 Stiele Petersilie
- 4 Eier
- Kräutersalz und Pfeffer
- 1 EL Öl

Zubereitung:

1. Tomaten waschen und klein schneiden.
2. Knoblauchzehe abziehen und pressen.
3. Avocado entkernen, Fruchtfleisch aus der Schale nehmen und in Stücke schneiden.
4. Petersilie waschen und hacken.
5. Eier verquirlen und würzen.
6. Öl erhitzen und Eier hinzufügen und leicht stocken lassen.
7. Tomaten, Knoblauch und Avocado hinzufügen und vermischen.
8. Mit gehackter Petersilie bestreuen.
9. Bei Bedarf nochmal würzen

CRACKER

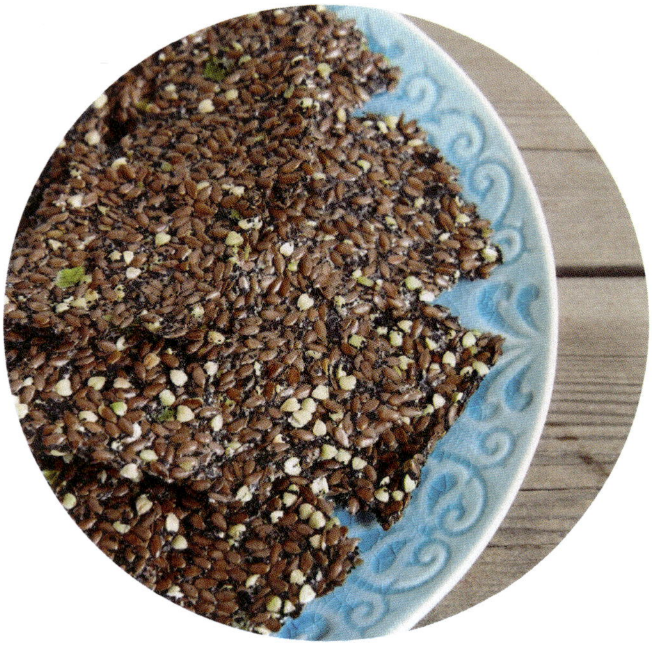

Leinsamen-Cracker

Für 15 Stück

Pro Stück: 84 kcal/ 0,4 g KH/ 5,1 g P / 5,8 g F/ vegetarisch

Zutaten:

- 2 Eier
- 200 g Leinsamen
- 30 g Sesam
- 1 TL Salz

Zubereitung:

1. Ofen auf 180 °C Umluft vorheizen
2. Eier, Leinsamen, Sesam und Salz vermischen.
3. Je 1 EL auf ein mit Backpapier ausgelegtes Backblech geben und flach drücken.
4. Die Cracker 10 Min. backen, wenden und weitere 10 Min. backen.

Tipp: Die Cracker kann man auch als Knabber-Cracker verwenden oder als Knäcke-Brot. Die Cracker halten sich mind. 1 Woche.

MEAL PREP KOMIBI-BEISPIELE UND LUNCHBOXEN

Hähnchen-Spieße – jedes Mal anders

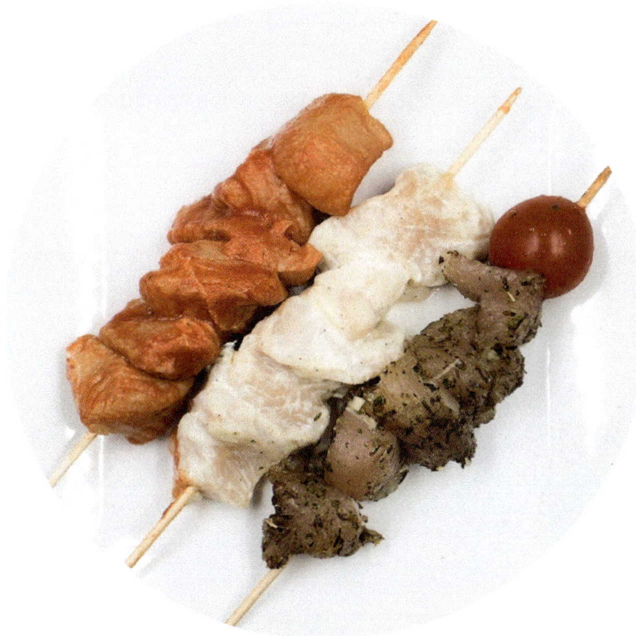

Hähnchen in BBQ-Soße

Für 4 Portionen als Fleischbeilage

Pro Portion: 165 kcal/ 2,2 g KH/ 26,4 g P / 5,2 g F/

Zutaten:

- 500 g Hähnchenbrust
- 150 g passierte Tomaten
- 15 g Olivenöl
- 40 g brauner Xucker (Xylit-Alternative für braunen Zucker der Firma Xucker)
- Salz, Cayennepfeffer, Knoblauchflocken
- Schaschlik-Spieße

Zubereitung:

1. Hähnchenfleisch säubern, in kleine Stücke schneiden und in eine Schüssel geben.
2. Passierte Tomaten, Olivenöl und braunen Xucker vermengen.
3. Dann mit Salz, Cayenne-Pfeffer und Knoblauchflocken abschmecken.
4. Die Marinade über die Hähnchenstücke geben und mind. 15 Min. durchziehen lassen.
5. Dann auf die Spieße stecken und in einer Pfanne durchbraten.

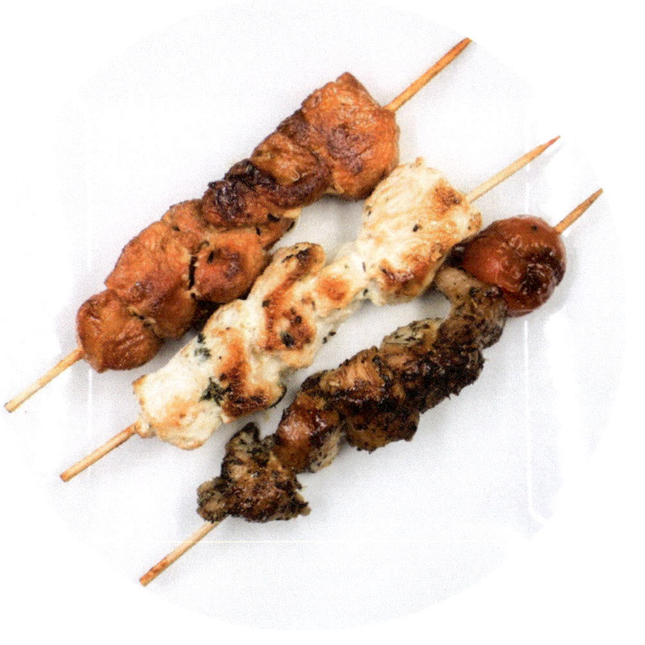

Hähnchen in Joghurt-Soße

Für 4 Portionen als Fleischbeilage

Pro Portion: 179 kcal/ 3 g KH/ 27,9 g P / 5,7 g F/

Zutaten:

500 g Hähnchenbrust
150 g Joghurt
1 EL Zitronensaft
1 EL gehackte Petersilie
15 g Olivenöl
Salz, Pfeffer Knoblauchflocken
Schaschlik-Spieße

Zubereitung:

1. Hähnchenfleisch säubern, in kleine Stücke schneiden und in eine Schüssel geben.
2. Joghurt, Zitronensaft, Petersilie, Olivenöl und die Gewürze dazu geben, miteinander vermischen und mind. 15 Min. einziehen lassen.
3. Dann auf die Spieße stecken und in einer Pfanne durchbraten.

Hähnchen in Kräutermarinade

Für 4 Portionen als Fleischbeilage
Pro Portion: 286 kcal/ 1,2 g KH/ 26 g P / 18,9 g F/

Zutaten:

500 g Hähnchenbrust
1/2 Bund frische Kräuter
75 ml Olivenöl
2 Knoblauchzehen
Salz und Pfeffer
Schaschlik-Spieße

Zubereitung:

4. Hähnchenfleisch säubern, in kleine Stücke schneiden und in eine Schüssel geben.
5. Kräuter waschen, klein hacken und zusammen mit dem Olivenöl in die geben.
6. Knoblauchzehen abziehen und klein hacken.
7. Gehackte Knoblauchstücke unterrühren, mit Salz und Pfeffer würzen. Mind. 15 Min. einziehen lassen.
8. Dann auf die Spieße stecken und in einer Pfanne durchbraten.

Lunchbox-Kombis

Lunchbox-Kombi 1: Hähnchenspieße mit Ofengemüse und Krautsalat

Das ist drin:

Hähnchenspieße (S. 43)
Ofengemüse (S. 32)
Krautsalat (S. 20)

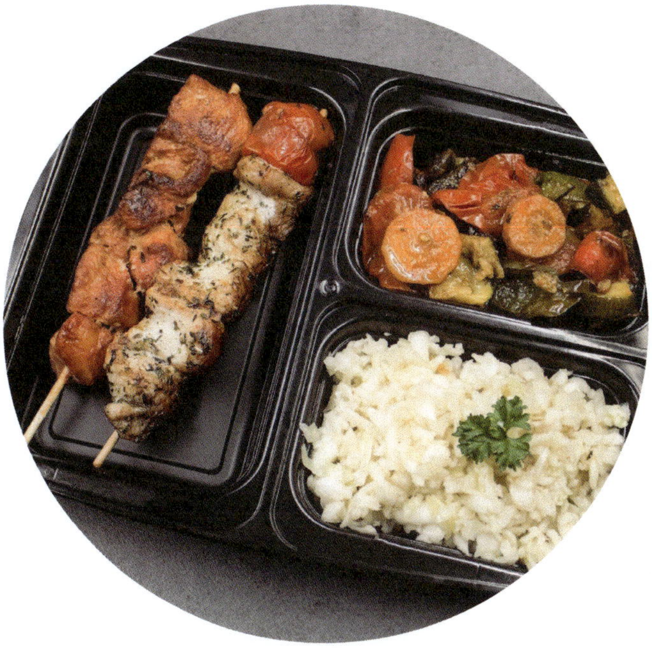

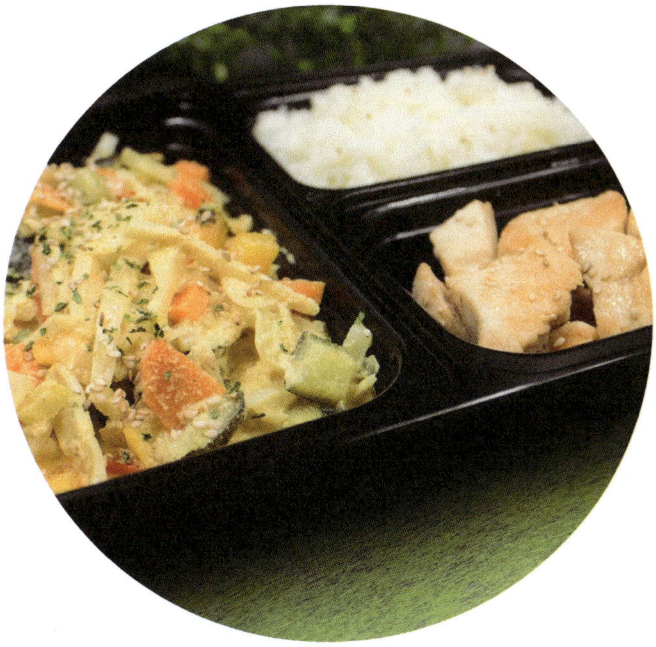

Tipp: Für eine perfekte Lunchbox mit Blumenkohlreis (Blumenkohl zu Reisgröße zerkleinern und ca. 5 Min. in der Mikrowelle fertig garen) und Hähnchen oder Garnelen kombinieren.

Lunchbox-Kombi 2: Asia-Gemüse-Lunchbox

Für 4 Portionen

Pro Portion Asia-Gemüse: 241 kcal/ 16,6 g KH/ 8,3 g P / 14,2 g F/

vegan

Zutaten:

300 g Weißkohl
2 Paprika (rot, gelb)
1 Karotte
1 Gurke
1 Zwiebel
2 Knoblauchzehen
1 EL Kokosöl
200 ml Kokosmilch
3 EL Sesammus
1 kleines Glas Mungo-bohnensprossen
1 kleines Glas Bambussprossen
250 g grüne Bohnen (gekocht)
Salz, Pfeffer, Chilipulver
1 Bund frischer Koriander

Zubereitung:

1. Weißkohl in sehr dünne Streifen schneiden.
2. Paprika waschen und entkernen. Karotte schälen. Beides in kleine Stücke schneiden.
3. Gurke vierteln und entkernen, in kleine Stücke schneiden.
4. Zwiebel und Knoblauchzehe abziehen und zerkleinern.
5. Kokosöl in einer Pfanne erhitzen. Zwiebel- und Knoblauchstücke darin goldbraun dünsten.
6. Weißkohl hinzufügen und anbraten. Mit Kokosmilch ablöschen und das Sesammus unterrühren
7. Paprika-, Gurken-, Karottenstücke und Sprossen dazu geben und alles ca. 5 Min. dünsten.
8. Grüne Bohnen hinzufügen und weitere 5 Min. köcheln lassen. Dann mit Salz, Pfeffer und Chilipulver abschmecken.
9. Koriander waschen, klein hacken und zum Pfanneninhalt geben.

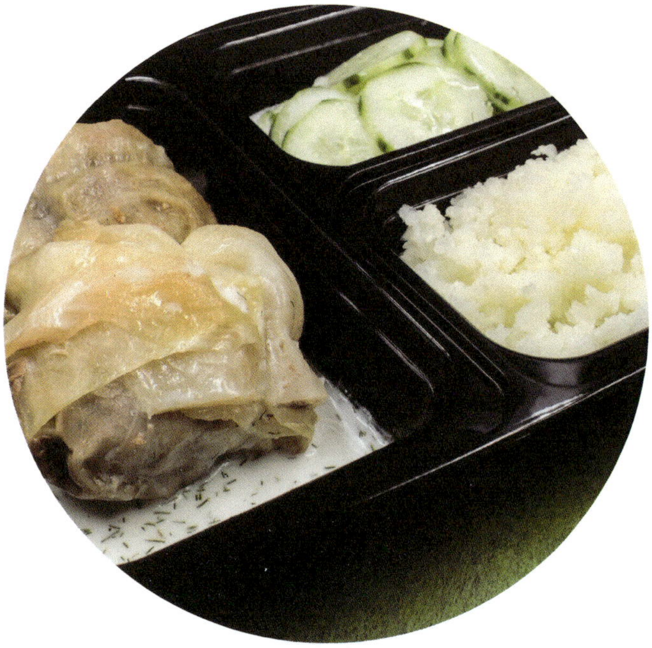

Lunchbox-Kombi 3: Koulrouladen-Lunchbox

Für 4 Portionen

Pro Portion Kohlrouladen:
241 kcal/ 16,6 g KH/ 8,3 g P / 14,2 g F/

Zutaten:

8 große Kohlblätter
500 g Hackfleisch
1 Ei
Salz, Pfeffer
250 g Feta
Zahnstocher

Zubereitung:

1. Ofen auf 180° Umluft vorheizen.
2. Kohlblätter vom Strunk entfernen und im Dampfbad garen.
3. Hackfleisch mit Ei, Salz und Pfeffer mischen.
4. Feta in 8 Stücke schneiden.
5. Fetastücke mit Hackfleisch ummanteln. Dann in den Kohlblättern einwickeln und mit Zahnstochern fixieren.
6. Kohlrouladen in eine ofenfeste Form geben und mit etwas Wasser im Backofen ca. 30 Minuten backen.

Tipp: Für eine perfekte Lunchbox mit Blumenkohlreis (Blumenkohl zu Reisgröße zerkleinern und ca. 5 Min. in der Mikrowelle fertig garen) oder Krautsalat und Gurkensalat kombinieren. Eine schnelle Joghurtsauce lässt sich aus Dill, Joghurt und Salz und Pfeffer mixen.

Low Carb Brot

Für 1 Brot /ca. 14 Scheiben
Pro Scheibe: 143 kcal/ 3,1 g KH/ 9,7 g P / 8,9 g F/
vegetarisch

Zutaten:

4 Eier
250 g Quark
100 g Leinmehl
50 g Mandelmehl
50 g Flohsamenschalenpulver
50 g Kartoffelfasern (optional)
1 Päckchen Backpulver
½ TL Salz
2 EL Olivenöl
200 ml Wasser
100 g Haselnüsse (optional, evtl. auch andere Nüsse oder Kürbiskerne etc.)

Zubereitung:

1. Ofen auf 180° Umluft vorheizen.
2. Eier und Quark verquirlen.
3. Leinmehl mit Mandelmehl, Flohsamenschalenpulver, Kartoffelfasern sowie dem Backpulver vermengen.
4. Das Mehlgemisch zur Eier-Quark-Masse geben. Dann Salz und Olivenöl hinzugeben und alles gut verkneten. Wasser hinzufügen und alles zu einem homogenen Teig verarbeiten. Die Haselnüsse unterrühren.
5. Alles zu einem Brotteig formen und in einem Esslöffel Kartoffelfasern wälzen. Das Brot 2 cm tief einschneiden.
6. Auf ein Backblech geben und ca. 1,5 Stunden backen.

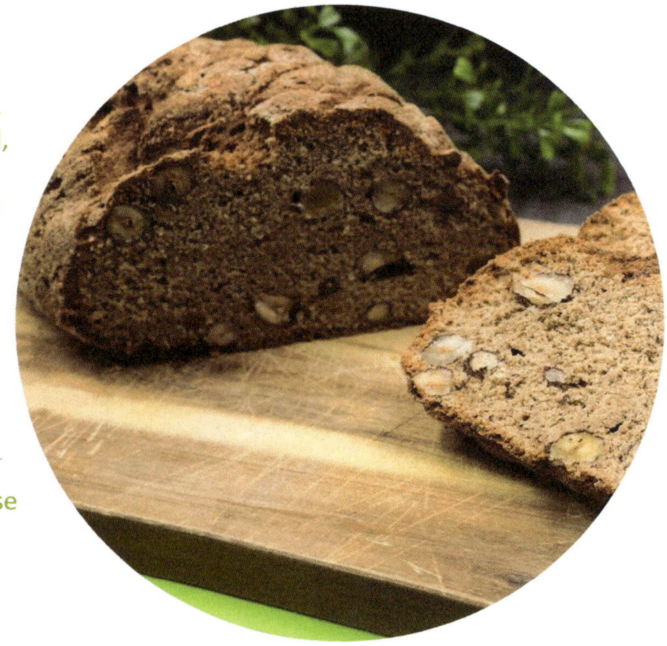

Tipp: Im Kühlschrank lagern. Innerhalb einer Woche verbrauchen.

Bunte Lunchbox-Ideen

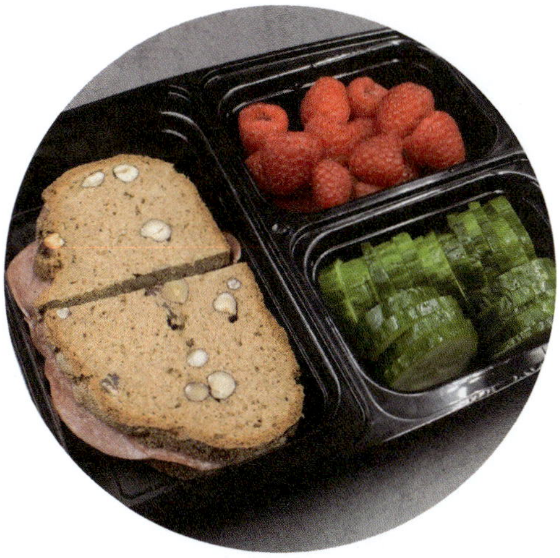

Lunchbox-Idee 1:

Das ist drin:

2 Scheiben Low Carb Brot (S. 46) belegt mit Salami
Himbeeren
Gurken

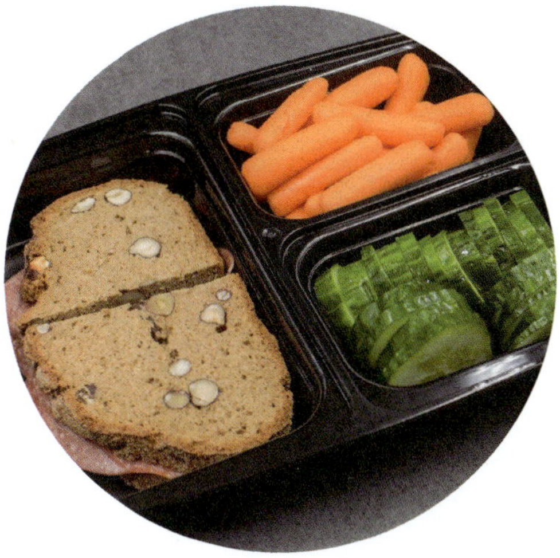

Lunchbox-Idee 2:

Das ist drin:

2 Scheiben Low Carb Brot (S. 46) belegt mit Salami
Mini-Karotten
Gurken

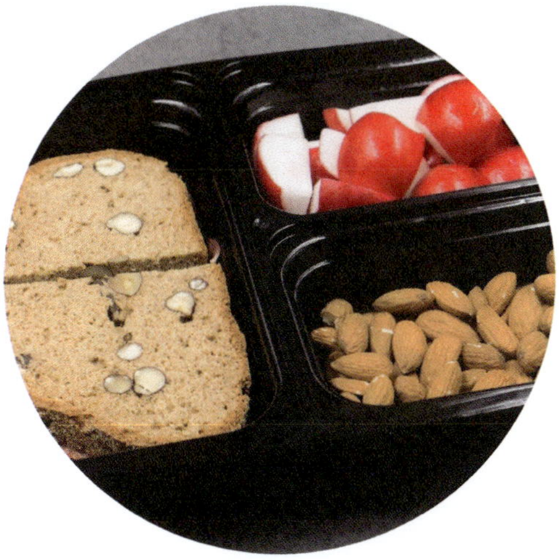

Lunchbox-Idee 3:

Das ist drin:

2 Scheiben Low Carb Brot (S. 46) belegt mit Salami
Radieschen
Mandeln

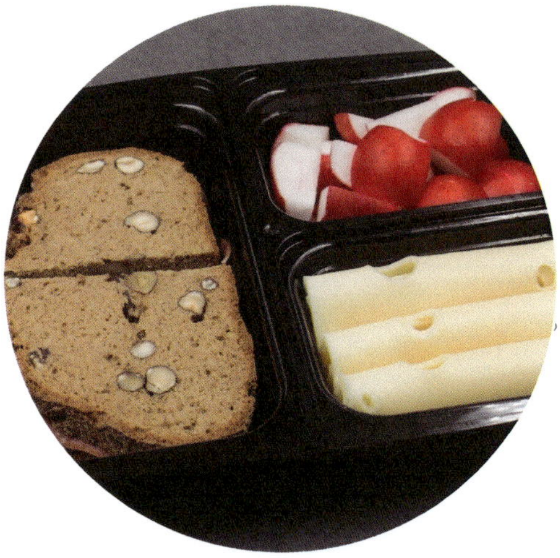

Lunchbox-Idee 4:

Das ist drin:

2 Scheiben Low Carb Brot (S. 46) belegt mit Salami
Radieschen
Käse

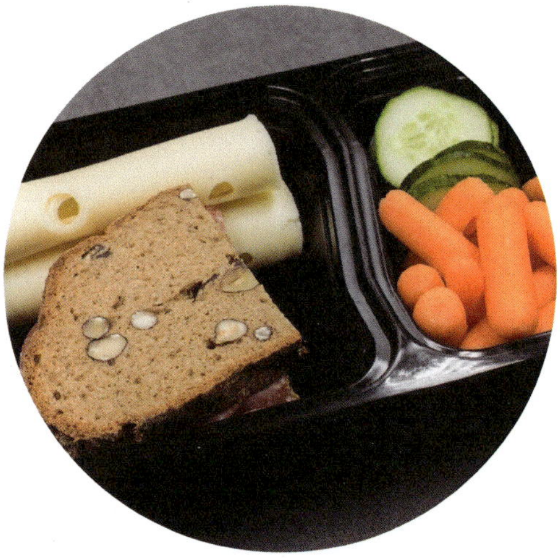

Lunchbox-Idee 5:

Das ist drin:

2 Scheiben Low Carb Brot (S. 46) belegt mit Salami
Käse
Gurken
Mini-Karotten

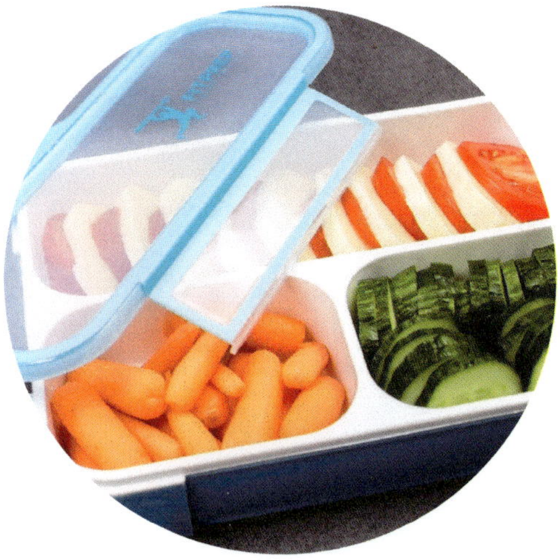

Lunchbox-Idee 6:

Das ist drin:

Mozzarella
Tomaten
Mini-Karotten
Gurken

EMPFEHLUNGEN

Publikationen:

Deutsches Standardwerk zum Thema Meal Prep:

Meal Prep – Gesunde Mahlzeiten vorbereiten, mitnehmen und Zeit sparen: Über 70 Rezepte und 10 Wochenpläne, ISBN: 978-3742303530

Salate im Glas - schnell & gesund: 68 Rezepte für unterwegs, ISBN: 978-3831030644

Happy Lunchbox: Gesunde Pause! Lunch- und Snackboxen vorbereiten: MEAL PREP für Kinder, ISBN: 978-1977729392

Meal Prep Planer: für 53 Wochen – Ringbuchplaner, ISBN: 978-3743176416

Low Carb Planer: Low Carb Ernährung umsetzen mit einem übersichtlichen Planer und leckeren Low Carb Rezepten, ISBN: 978-3746061191

Downloads:

Kostenlose Blanko-Wochenplanvorlage zur Planung ihrer Mahlzeiten:

http://gomealprep.de/wochenplan-vorlagen/

Kostenloser Meal Prep Starter Guide: **www.gomealprep.de**

Empfehlenswerte Lunchbox- und Meal Prep-Behälter:

www.divata.de

www.fitprep.de

https://www.emsa.com/

28223888R00030

Printed in Poland
by Amazon Fulfillment
Poland Sp. z o.o., Wrocław